GUIDA
AI PUNTI
DI AGOPUNTURA

GUIDA
AI PUNTI
DI AGOPUNTURA

Localizzazione e Funzioni di oltre
400
punti di agopuntura
a uso dei pazienti

Deborah Bleecker,
Agopuntore Autorizzato

Avvertenza

Questo libro contiene le opinioni e le idee dell'autore. È stato pensato per fornire materiale utile e informativo sugli argomenti trattati. È stato scritto con la consapevolezza che l'autore e l'editore non vogliono offrire, in questo libro, opinioni o servizi medici, sanitari, psicologici o di qualsiasi altro tipo. Nel caso in cui il lettore necessiti di assistenza o di consulenza medica, sanitaria o di qualsiasi altro tipo deve rivolgersi ad un professionista qualificato.

L'autore e l'editore declinano ogni responsabilità per qualsiasi inconveniente, perdita o rischio, sia personale che su terzi che si verifichi come conseguenza, diretta o indiretta, dell'uso e dell'applicazione pratica dei contenuti di questo libro.

Draycott Publishing, LLC

Traduzione a cura di Leonora Signifredi

ISBN 978-1-940146-88-1

Indice

La salute è il vero benessere e non le monete d'oro o d'argento.

Mahatma Gandhi

Introduzione

Questo libro è scritto per chi è interessato al funzionamento dell'agopuntura. Per una sua comprensione è necessario osservare il modo in cui agisce ogni suo punto. Ogni punto di agopuntura ha molte funzioni, che, globalmente, regolano il corpo e ne ripristinano il normale funzionamento.

Sebbene abbia incluso alcune informazioni sulla teoria medica cinese, non è necessario comprenderla appieno per ottenere effetti benefici da quanto spiegato in questo libro. Ogni punto è spiegato sia attraverso la teoria medica cinese che attraverso la teoria medica occidentale.

In questo libro sono illustrati più di 400 punti di agopuntura. Avrei potuto facilmente inserirne 800. Infatti, esistono così tanti tipi di agopuntura e, di conseguenza, così tanti modi di usarli, che il tema potrebbe risultare infinito.

Immagini del meridiano
Le immagini del meridiano che si trovano all'inizio di ogni sezione meridiana includono i numeri dei punti. A causa del numero dei punti in alcune aree, non è sempre stato possibile enumerarli tutti sulle corrispondenti immagini meridiane. Per una localizzazione più precisa, occorre consultare la parte specifica riferita ad ogni punto. Ho anche incluso delle immagini per mostrare come individuare alcuni dei punti più comunemente usati.

Digitopressione
Se desiderate trattarvi autonomamente con la digitopressione, ho incluso una spiegazione per farlo in maniera efficace. Ricordo che online è presente molta disinformazione sull'argomento. Occorre chiedere sempre le credenziali della persona che vi sta

proponendo una consulenza. Il problema non è tanto che potreste essere danneggiati da una consulenza non corretta, ma che arrivereste alla conclusione che
la digitopressione non funziona.

Consultare un agopuntore autorizzato

Se avete intenzione di sottoporvi all'agopuntura, è meglio rivolgersi ad un agopuntore autorizzato. Per essere autorizzati negli Stati Uniti, un agopuntore deve essere diplomato in una scuola di agopuntura, che fornisca un titolo equiparabile a una laurea. Un agopuntore autorizzato ha una laurea in Medicina Orientale. In Italia, per praticare l'agopuntura, occorre possedere una laurea in Medicina o in Veterinaria. Dopo il conseguimento della laurea è necessario acquisire una formazione specialistica riconosciuta dal Ministero della Salute ed essere iscritti al Registro degli Agopuntori.

Il mio titolo di specializzazione è un Master in Scienze in Medicina Orientale, o MSOM. Altri agopuntori possono avere differenti tipi di specializzazione, ma per il paziente rimane importante rivolgersi a qualcuno che abbia studiato medicina cinese per tre o quattro anni in una scuola accreditata. In questo modo avrete la certezza di ottenere il miglior trattamento possibile. La medicina orientale include tutti gli aspetti della medicina cinese, come ad esempio l'erboristeria cinese, l'agopuntura, il Gua Sha, la coppettazione, la moxibustione e il Tui Na, ossia il massaggio terapeutico cinese.

Funzioni di un punto

Ho scelto di spiegare, per ogni punto, la sintomatologia e le funzioni ad esso collegati. Ho tratto le mie informazioni da multiple fonti. Nel caso in cui sia risultato fondamentale, ho incluso una spiegazione delle funzioni dei punti secondo i termini della medicina cinese. Nella maggior parte dei casi le funzioni dei punti sono spiegate utilizzando la terminologia della medicina moderna.

Elenchi per i punti fondamentali dell'agopuntura

I punti di agopuntura più comunemente usati sono di norma quelli che hanno la maggior parte di indicazioni mediche o di funzioni. Ho sottolineato quali siano i punti comunemente utilizzati segnalandoli attraverso un elenco.

I punti fondamentali hanno spesso molte funzioni e sono decisamente più potenti degli altri punti sullo stesso meridiano. Ci sono infatti punti che sono raramente usati. Questi possono essere utilizzati per trattare il dolore, combinandoli con altri punti sul meridiano, ma sono poco utilizzati per trattare patologie interne.

Inverosimiglianza percepita dell'agopuntura

Potreste trovare difficile credere che i punti agiscano nel modo in cui è riportato. Non siete i soli. È sempre sorprendente e anche dopo vent'anni di studio dell'agopuntura, continuo ad imparare nuovi punti e nuovi modi di usare quelli che conosco.

La medicina cinese è molto ricca. Dopo 2.000 anni di pratica, continua a crescere e a evolversi. Sebbene la ricerca medica non sia ancora in grado di spiegare come agisce l'agopuntura, è stato dimostrato che da migliaia d'anni è la forma primaria di medicina in Cina. È in grado di alleviare patologie non trattabili con la medicina moderna, perché aiuta il corpo a guarire sé stesso. L'agopuntura ripristina le funzioni del corpo, aiutando il corpo a guarire sé stesso. Se si è stati in salute, il corpo sa come guarire sé stesso. Gli serve unicamente uno stimolo che lo incoraggi.

Localizzazione dei punti

Molti dei punti di agopuntura sono localizzati su entrambi i lati del corpo. È possibile trattarli entrambi. Alcuni punti sono localizzati nel centro del corpo, come, per esempio, il meridiano Ren o il meridiano Du. Ci sono inoltre punti speciali che sono situati su un solo lato del corpo.

Agopuntura durante la gravidanza

Esistono punti che non devono essere usati durante la gravidanza. Fonti differenti citano punti differenti. I punti da evitare durante la gravidanza più comunemente citati sono: Milza 6, Intestino crasso 4, Ren 4, Vescica 31, 32, 33, 34,60 e Cistifellea 21. Questi punti sono quindi controindicati durante la gravidanza e devono perciò essere evitati in quel periodo.

Sebbene sottoporsi all'agopuntura durante la gravidanza possa aiutare la madre ad avere un bambino molto calmo, questi punti vengono di norma evitati a meno che la madre non sia prossima al parto. Oltre ad usare la digitopressione sul punto Pericardio 6 per trattare la nausea durante la gravidanza, il punto Vescica 67 è usato per girare il bambino quando è in posizione podalica.

Sebbene alcuni punti non debbano essere usati durante la gravidanza, è improbabile che possa verificarsi un problema. Infatti, alcuni agopuntori sono specializzati nel trattamento delle donne gravide, allo scopo di alleviare i disturbi associati alla gravidanza o di ridurre lo stress e di migliorare i livelli di energia. Non raccomando la digitopressione per la donna incinta, a meno che non venga consultato un agopuntore. Rivolgetevi in questo caso ad un agopuntore autorizzato per chiedere aiuto.

Nomi dei meridiani

Ogni meridiano ha un nome. Alcuni meridiani sono di norma menzionati con il loro nome italiano, mentre altri con il loro nome cinese, come i meridiani Ren e Du, che sono rispettivamente anche chiamati Vaso Concezione e Vaso Governatore. I nomi dei meridiani fanno riferimento agli organi a loro connessi, ma questo non significa che il loro ruolo sia ad essi circoscritto. È virtualmente impossibile trattare un solo disturbo. Ogni punto ha molteplici funzioni e i meridiani sono interconnessi.

Noterete che i meridiani hanno molti nomi differenti; possono anche essere chiamati canali o vasi. Un meridiano è una strada nel corpo. Quando si stimola un punto dell'agopuntura, questo provoca una migliore circolazione nel meridiano trattato, negli organi ad esso associati e nei meridiani interconnessi.

Note per gli agopuntori

Questo libro non è inteso come un manuale di studio per agopuntori. Non include i nomi cinesi dei punti, la profondità dell'inserimento dell'ago o l'angolo di inserimento. I punti sono elencati unicamente tramite un numero, ad eccezione dei punti che non sono di norma menzionati in questo modo, come per i punti extra. I meridiani sono elencati in ordine alfabetico per rendere più facile reperire i punti.

Capitolo I

Come funziona l'agopuntura

Non è necessario capire come funziona l'agopuntura per intervenire in autonomia su sé stessi con la digitopressione, oppure apprendere come agisce ogni punto, ma la bellezza della medicina cinese è il fatto che ha il suo sistema di diagnosi e trattamento. Per esempio, non è necessario sapere esattamente di quale tipo di problema digestivo si soffre, i punti che regolano il sistema digestivo possono agire come trattamento, e il corpo guarirà sé stesso.

Come l'agopuntura dà sollievo al dolore

Il dolore è un argomento vasto: ci sono molti modi in cui l'agopuntura può essere utilizzata per alleviare il dolore. Il concetto chiave da ricordare è che qualsiasi tipo di agopuntura *ripristina la normale circolazione del sangue nell'area che duole*. Il dolore è causato da una carenza nella circolazione sanguigna. Dopo che quest'ultima viene migliorata, il corpo potrà guarire sé stesso.

Ci sono molte opzioni per alleviare il dolore. Ci sono dozzine di modi per dare sollievo ad ogni tipo di dolore. L'agopuntura aiuta inoltre a rompere il tessuto cicatriziale e a rilassare i muscoli tesi. Il dolore nervoso è alleviato quando l'agopuntura ripristina la normale circolazione sanguigna dell'area affetta.

Quando si fa ricorso all'agopuntura per trattare il dolore, in molti casi gli altri problemi di salute possono essere trattati allo stesso tempo. È effettivamente un trattamento olistico, in quanto l'intero corpo è trattato. L'agopuntura non agisce sui sintomi, ma piuttosto sulle cause soggiacenti della patologia e aiuta il corpo a risolverle completamente.

Locale o Distale?

I punti *locali* sono situati vicino all'area di dolore. I punti *distali* sono situati più lontano. Il mal di schiena può essere trattato scegliendo tra circa cento punti di agopuntura. Ci sono punti sulla mano, sul braccio, sulla gamba, nell'orecchio e in altri luoghi per alleviare il mal di schiena. Il tipo di dolore che si prova determina quali punti saranno più efficaci. Ci sono diversi punti sulla mano che sono veramente potenti per dare sollievo al mal di schiena. Inoltre, lo stile del proprio agopuntore determina quali punti vengono scelti.

Per trattare il dolore, gli agopuntori determinano quale meridiano è colpito. Quando i punti sul meridiano colpito sono stimolati, ripristinano la normale circolazione sanguigna. L'agopuntura distale è effettuata trattando i punti che equilibrano il meridiano colpito. Ci sono migliaia di modi per trattare il dolore con l'agopuntura. Per esempio, un trattamento base per il dolore al braccio può includere Intestino crasso 4, 11 e 15. Questi punti ripristinano energicamente la sana circolazione nel braccio.

Come l'agopuntura tratta le emozioni

Nella medicina cinese, gli squilibri fisici possono condurre a squilibri emozionali. Non esiste alcuna separazione tra la mente e il corpo. La mente influenza il corpo e viceversa. Trattare il corpo con l'agopuntura e l'erboristeria cinese è decisamente benefico per la salute emozionale. Non si può essere in salute emozionalmente, se non lo si è fisicamente.

Emozioni quali l'ansia o lo stress sono correlate a squilibri di organi specifici. Lo stress, per esempio, è legato al fegato. L'ansia è di norma legato al cuore. Lo stress può essere trattato tramite il meridiano del fegato. Sebbene Fegato 2 e 3 sono i punti più comunemente utilizzati per il fegato, anche Milza 6 regolarizza il fegato. L'ansia e l'insonnia possono essere trattate regolando e calmando il cuore.

Punti come Pericardio 6 e Cuore 7 sono di norma usati per l'ansia e l'insonnia. Ci sono spesso altri squilibri che necessitano di trattamento. In effetti, molte persone hanno diversi sistemi organici sbilanciati.

La diagnosi nella medicina cinese

Una diagnosi nella medicina cinese parte dal porre numerose domande. Queste domande ci permettono di capire come il corpo del paziente sta lavorando. Le domande potrebbero non sembrare collegate alla patologia, ma esse sono tipiche della medicina cinese. Si osserverà inoltre la lingua per vederne il colore generale, la sua patina e anche la forma. Misuriamo inoltre il battito, in modo da avere più informazioni possibili sulla salute del paziente.

Ci sono dozzine di quelli che chiamiamo *strutture organiche* nella medicina cinese. È possibile averne una o più di una. Dopo che una diagnosi è stata effettuata, l'agopuntore lavora per trattare gli squilibri soggiacenti. I sintomi che non sembrano essere correlati al problema di salute possono essere molto importanti per fare una diagnosi in medicina cinese. I sintomi se ne vanno quando lo sbilanciamento soggiacente è risolto.

Yin e Yang

Potreste aver sentito parlare di Yin e Yang e vi sarete chiesti cosa siano. La teoria che li circonda è piuttosto estesa, ma voglio che abbiate un'idea di base di cosa siano, poiché certi punti di agopuntura concernono lo Yin e altri lo Yang.

Occorre pensare allo Yang come al caldo, l'asciutto e l'energia. È correlato all'azione e il testosterone può essere associato ad esso.

Mentre invecchiamo, i nostri reni deperiscono, causando una diminuzione degli ormoni. Lo Yin è il freddo e l'umido. Lo Yin è collegato agli estrogeni. Tutti abbiamo lo Yin e lo Yang. Gli uomini hanno più Yang delle donne. I bambini hanno la quantità maggiore di Yang. Sono, infatti, dei concentrati di energia. Questa è una spiegazione realmente basica, ma preferisco che i concetti siano facilmente comprensibili.

Lo Yin e lo Yang devono essere sufficienti al corpo per rimanere in salute. Ci sono diversi tonici a base di erbe che sono utilizzati nella medicina cinese per rafforzare lo Yin e lo Yang dei reni, per migliore la salute mentre si invecchia.

Sebbene ci siano dozzine di strutture organiche, voglio spiegare le più comuni. Le strutture organiche che troverete in questa sezione sono le più analizzate clinicamente. Se si comprende il funzionamento degli organi nella medicina cinese, il modo in cui l'agopuntura può giovare a così tanti tipi di malattie diventerà più chiaro.

Occorre ricordare che è necessario *un solo* sintomo per indicare quale struttura organica è rilevante per un problema di salute. In molti casi, si manifesta effettivamente un solo sintomo.

Strutture organiche del Rene

I più comuni squilibri nei reni sono un'insufficienza di Yin o Yang. I reni sono molto importanti e agire sui reni può risolvere problemi associati all'invecchiamento. Esistono anche dei tonici cinesi antiinvecchiamento a base d'erbe, che possono migliorare i livelli di energia e trattare i disturbi legati ai reni.

Insufficienza di Yang nel Rene

I sintomi comuni di un'insufficienza di Yang nel rene includono dolori alla base della schiena, ginocchia deboli o doloranti, gambe deboli, sensazione di freddo quando gli altri non lo percepiscono, impotenza, eiaculazione precoce, fatica, minzione frequente o abbondante, apatia, gonfiore alle gambe e problemi di fertilità. Un'insufficienza di Yang nel rene può spesso essere correlata ad un'insufficienza di testosterone. Nella teoria medica cinese, l'invecchiamento è associato alla diminuzione dell'energia del rene. Patologie come l'incontinenza possono spesso essere risolte con l'agopuntura e l'erboristeria cinese.

Insufficienza di Yin nel Rene

I sintomi comuni di un'insufficienza di Ying nel rene sono capogiri, acufene, calo della memoria, problemi di udito o sordità, secchezza alla bocca di notte, sete, dolori alla base della schiena, dolori alle ossa, insonnia e sudori notturni. Un'insufficienza di Yin nel rene può spesso essere correlata ad un'insufficienza di estrogeni.

Per trattare gli sbilanciamenti nel rene, possono essere usati i punti Rene 3, 6 o 7. Personalmente, mi piace combinarli tutti e tre. L'erboristeria cinese gioca spesso un ruolo importante per riprendersi dagli squilibri del Rene. Per esempio, il Cordyceps è un esempio di tonico a base d'erbe utilizzato per i reni.

Strutture organiche della Milza e dello Stomaco

Le funzioni della milza nella teoria medica cinese sono completamente diverse da quelle della medicina occidentale. La Milza nella medicina cinese è associata alla digestione e alla produzione di energia. Lo squilibrio più diffuso è l'insufficienza di Qi nella Milza.

Insufficienza di Qi nella Milza

Una Milza debole può causare inappetenza, gonfiore addominale dopo aver mangiato, senso di fatica, colorito pallido, debolezza di braccia e gambe, feci molli. Una debolezza di milza può anche causare un eccesso di ritenzione idrica nel corpo. Stomaco 36 è il punto più potente per rafforzare e regolare la digestione e, inoltre, per migliorare i livelli di energia. Una digestione debole rende più difficile l'essere completamente in salute, in quanto non si ottengono dal cibo i nutrienti adeguati.

Fuoco di stomaco

I sintomi del fuoco di stomaco includono bruciore nell'area dello stomaco, voglia di bevande fredde, fame costante, sanguinamento delle gengive, reflusso gastrico, stitichezza, vomito dopo aver mangiato e alito cattivo. Questa struttura non è comune, ma è simile alla gastrite, che è un'infiammazione dello stomaco

Strutture organiche del cuore

Il cuore è influenzato dalle emozioni. Gli sbilanciamenti nel cuore spesso causano ansia e insonnia. Il meridiano del Cuore è comunemente usato per agire sugli sbilanciamenti del cuore. Cuore 5, 6 e 7 sono sovente combinati con i punti del meridiano del Rene per trattare la causa profonda dello squilibrio. Stomaco 36 può essere utilizzato per migliorare i livelli di energia, che influenzano il cuore.

Insufficienza di Qi nel cuore

Una debolezza di energia nel cuore può causare palpitazioni, respiro affannoso sotto sforzo, sudore inusuale, colorito pallido e stanchezza. Le palpitazioni si presentano quando si percepisce distintamente il battito cardiaco.

Insufficienza di sangue nel cuore

Un'insufficienza di sangue nel cuore può causare palpitazioni, capogiri, insonnia, perdita di memoria, ansia, facilità ad essere spaventati, un colorito pallido nel volto e sulle labbra.

Insufficienza di Yin nel cuore

Un'insufficienza di Yin può causare palpitazioni, insonnia, facilità ad essere spaventati, perdita di memoria, ansietà, irrequietezza emozionale, arrossamento al volto, sensazione di calore alla sera, sudori notturni, secchezza alla bocca e alla gola, calore ai cinque centri, che si verifica quando le palme delle mani e dei piedi sono calde. Questo stato è comune in menopausa.

Fuoco di cuore

Il fuoco di cuore causa palpitazioni, sete, ulcere alla lingua, sensazione di agitazione o irrequietezza, sensazione di calore, insonnia, rossore facciale e una sensazione di amarezza in bocca.

Strutture organiche del polmone

I polmoni possono essere trattati con l'agopuntura per risolvere i raffreddori e l'influenza, per trattare l'asma, la bronchite e ogni patologia legata ai polmoni. Dei polmoni forti assicurano dei sani livelli di energia.

Insufficienza di Qi nel polmone

Un'insufficienza di Qi nei polmoni comporta un indebolimento del funzionamento del polmone, provocando respiro affannoso, tosse, voce fioca e avversione al parlare. Questi possono essere anche degli effetti collaterali di un raffreddore o dell'influenza. Tossire durante un raffreddore indebolisce i polmoni, con la possibilità di causare una debole tosse cronica. Alcune persone non guariscono mai del tutto da un raffreddore, un'influenza o una bronchite. I polmoni restano deboli. Erbe come il Cordyceps rafforzano l'energia dei polmoni e aiutano a ripristinare le loro funzioni.

Flemma "calda" che ostruisce i polmoni

Un eccesso di muco nei polmoni può causare una tosse canina – una tosse profonda che ricorda una cane che abbaia –, abbondante muco giallo, respiro affannoso, asma e una sensazione di soffocamento al petto. Ciò può essere, in alcuni casi, collegato a delle bronchiti. Il tipo di tosse vi dice ciò che lo sta causando. Una tosse leggera è causata da polmoni deboli, una tosse profonda e canina da polmoni infiammati e ostruiti dal muco.

L'affanno o dispnea è un sintomo comune della flemma "calda" nei polmoni. Questi possono essere fortificati da erbe quali il fungo Reishi e il Cordyceps. Il fungo rosso Reishi è anche un tonico di longevità. Occorre sempre considerare seriamente l'affanno, perché può indicare un'infezione batterica dei polmoni, che deve essere trattata urgentemente.

Dopo che si è consultato un medico per l'affanno, il proprio agopuntore può essere d'aiuto. Ci sono formule erboristiche che aiutato a sciogliere il muco, a rafforzare i polmoni e a fermare l'affanno. Stomaco 40 è chiamato il *Punto della Flemma* e aiuta a sciogliere il muco e Polmone 5 elimina il calore o l'infiammazione nei polmoni.

Erbe come l'Andrographis Paniculata sono utilizzate nella medicina cinese per trattare le infezioni batteriche. Esiste una famosa soluzione a base d'erbe chiamata *Chuan Xin Lian* che è molto efficace contro le infezioni. I prodotti dell'erboristeria cinese devono essere assunti di frequente, a volte anche ogni due-tre ore, ma, secondo la mia esperienza, le infezioni possono essere alleviate in pochi giorni. Credo che l'erboristeria cinese diventerà più popolare con il tempo, considerando che si è fatto un uso eccessivo degli antibiotici e che ci sono molti tipi di batteri antibioticoresistenti. Le erbe agiscono ad ampio raggio e generalmente non hanno effetti collaterali. D'altronde mando sempre i pazienti da un medico per trattare le infezioni, poiché queste possono risultare mortali.

Strutture organiche del fegato

Il fegato nella teoria medica cinese ha un ruolo decisamente differente rispetto alle teorie mediche moderne. Il fegato è fortemente influenzato dallo stress. Lo stress ordinario fa ristagnare l'energia del fegato, fatto che provoca diverse patologie. Molte persone hanno gradi diversi di stasi del fegato. Fegato 2 tratta il fuoco di fegato, fegato 3 tratta molte altre strutture del fegato. L'agopuntura e l'erboristeria cinese sono molto efficaci per alleviare lo stress. Aiutano ad attenuare l'accumulo di stress di una vita. Emicranie, mal di testa sono spesso causati da squilibri nel fegato.

Stasi di Qi nel Fegato

La stasi di Qi nel fegato provoca sensazioni di irritazione o di stress, sospiri, singhiozzo, depressione, nausea, vomito, reflusso gastrico, eruttazione, difficoltà a deglutire, mestruazioni irregolari, mestruazioni dolorose, gonfiore del seno e noduli nel seno o sotto le braccia.

Uno dei sintomi più interessanti della stasi di Qi nel fegato è il sospirare. A volte si sarà notato qualcuno sospirare molto. Si tratta del fegato che sta cercando di alleviare la stasi.

Una soluzione erbacea cinese chiamata *Xiao Yao San,* ovvero *Viandante libero e tranquillo*, è molto usata per trattare lo stress. Questa formula è un "medicinale da banco" ed è una delle soluzioni erbacee più bilanciate, quindi la maggior parte delle persone può utilizzarla. Se ognuno prendesse questo estratto, ci sarebbe molto meno stress e depressione nel mondo. Lo stress influenza il fegato, che diventa squilibrato e questo può portare alla depressione. È anche causa comune di infertilità.

Fuoco di fegato

Il fuoco di fegato causa una severa irascibilità, improvvisi scoppi di rabbia, acufene, mal di testa alle tempie, capogiri, sete, sensazione di amarezza nel gusto e un'improvvisa sensazione di arrossamento quando si è arrabbiati. Il fuoco di fegato causa anche sudore al volto. Quando si è sotto stress, il calore divampa sul volto, rendendolo molto caldo. Fegato 2 è il punto migliore per il fuoco di fegato.

Insufficienza di sangue nel fegato

I sintomi dell'insufficienza di sangue nel fegato includono offuscamento della vista, sfarfallio negli occhi, capogiri, insonnia, mancanza di mestruazioni, crampi muscolari, unghie fragili e debolezza muscolare.

Nella medicina cinese un'insufficienza di sangue è ciò che causa lo sfarfallio negli occhi. Se si è affetti da questo disagio, si possono vedere dei punti scuri galleggiare di fronte agli occhi quando si guarda una parete bianca. Molte persone sono affette da questo problema e non lo sanno. Raramente mi credono quando dico loro che può essere risolto. Ci vuole circa un mese. Un tonico di erbe per il sangue deve essere preso per ripristinare le normali funzioni sanguigne. Faccio sempre visitare i pazienti da un oculista per essere certa che non abbiano un problema fisico agli occhi. Anche un distaccamento della retina può causare sfarfallio negli occhi.

I crampi muscolari sono comunemente associati con un'insufficienza sanguigna. Se non c'è abbastanza sangue per nutrire i muscoli, questi diventano rigidi e possono provocare crampi. Questo può anche causare dolore al collo, alle spalle ed emicrania.

Il fuoco di fegato è trattato con Fegato 2 e 3. Un'insufficienza di sangue nel fegato potrebbe essere trattata con delle erbe, così come con punti quali Stomaco 36 per migliorare la produzione di energia e Milza 6 per alimentare il sangue. I problemi al fegato sono spesso causa di problemi mestruali e di infertilità.

Umidità e flemma

È un po' difficile spiegare in poche parole il concetto di umidità e flemma. Nella medicina cinese, viene chiamata umidità il momento in cui il corpo accumula troppi fluidi, mentre nella medicina occidentale questo fenomeno è chiamato edema. Nella teoria medica cinese l'umidità può essere causata sia da una debolezza della milza sia da una debolezza dei reni che falliscono nel rimuovere gli eccessi di fluidi. La medicina cinese è molto efficace nel trattare l'edema: tratta infatti la radice del disturbo rinforzando gli organi responsabili del trasporto di fluidi nel corpo.

La flemma è il modo in cui la medicina cinese descrive il muco. Il muco può trovarsi nei polmoni durante un raffreddore, un'influenza o altre patologie come la bronchite. C'è un altro tipo di flemma, che non è collegato al raffreddore o all'influenza. La parola flemma descrive anche gonfiori nel corpo e squilibri nella funzione degli organi. Stomaco 40 è il *Punto della Flemma*. Agisce su tutti i tipi di flemma. Stomaco 36 dovrebbe a sua volta essere incluso nel trattamento, in quanto possiede dozzine di funzioni.

Queste strutture organiche sono le più comunemente studiate clinicamente. Queste informazioni sono state ricavate dal libro di Giovanni Maciocia, *I fondamenti della medicina cinese*. Si tratta del libro di testo che gli studenti in agopuntura usano il loro primo anno di corso. È un libro fantastico. Se si vuole studiare la medicina cinese, raccomando caldamente questo libro. Non esiste nessun altro testo che spiega la medicina cinese come questo. Da parte mia, vi sto unicamente fornendo una rapida panoramica delle patologie comuni, in modo tale che i punti di agopuntura abbiano più senso per voi. In questo modo quando l'agopuntore vi dirà che avete il fuoco di fegato o che il Qi ristagna nel fegato capirete di cosa sta parlando.

Capitolo 2

Come individuare i punti di agopuntura

I punti di agopuntura sono localizzati usando punti di riferimento anatomici. Per esempio, Pericardio 6 è situato a 2 cun dalla piega del polso. Si misurano 2 cun utilizzando le dita del paziente. Se si sta trattando qualcuno che ha le dita più piccole o più larghe di voi, bisogna utilizzare la sua misura per individuare i punti. Questo significa che bisogna usare la misura del suo dito, piuttosto che la vostra. È anche possibile misurare il punto e aggiustare leggermente la sua posizione in accordo con le misure delle dita del paziente.

Molti punti sono individuati usando come punti di riferimento le ossa. Il malleolo mediale ne è un esempio. È l'osso rotondo nel lato interno della caviglia. Si pongono le dita sulla punta del malleolo mediale per individuare i punti del meridiano del Rene.

Rene 3 si trova allo stesso livello della punta del malleolo mediale. Rene 7 si trova 2 cun sopra Rene 3 e Rene 6 si trova sotto il malleolo mediale.

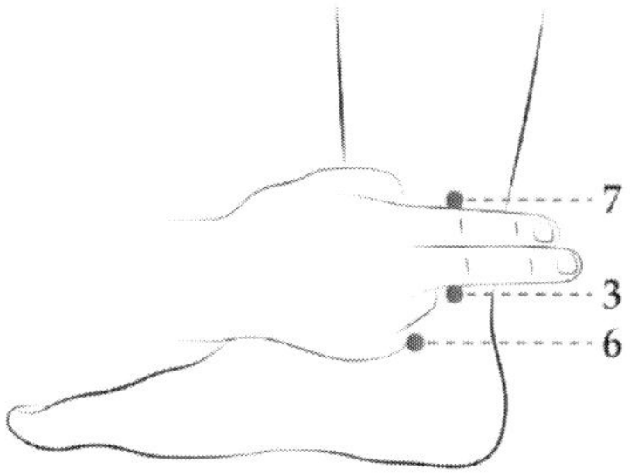

Rene

Diametro del punto

La grandezza di ogni punto di agopuntura può essere ampia. Fino a quando si è all'interno dell'area, il punto sarà attivato. Il diametro può essere della grandezza di una moneta da un centesimo o da cinquanta centesimi.

Misurazione del cun

Per individuare i punti di agopuntura, bisogna avere un modo per misurare le distanze sul corpo. L'unità di misura è chiamata *cun*. Si tratta della parola cinese corrispondente. Si pronuncia "sun". Ogni cun ha la dimensione della nocca del proprio dito. È necessario misurare 1 cun, 1,5 cun, 2 cun, 3 cun e 4 cun, Se si hanno dubbi, si può sempre fare affidamento alle proprie dita per le misure.

Misurazione dei cun

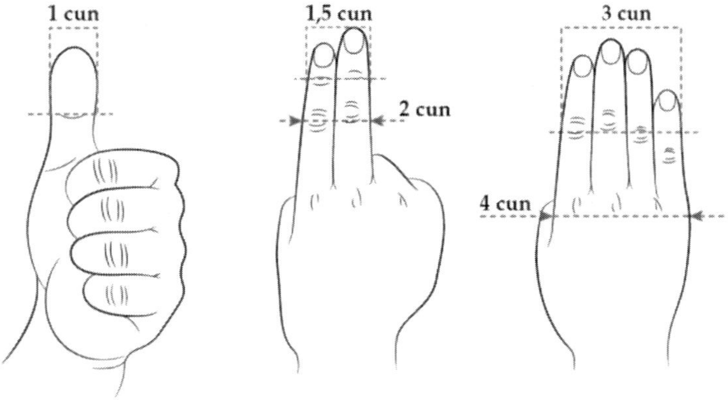

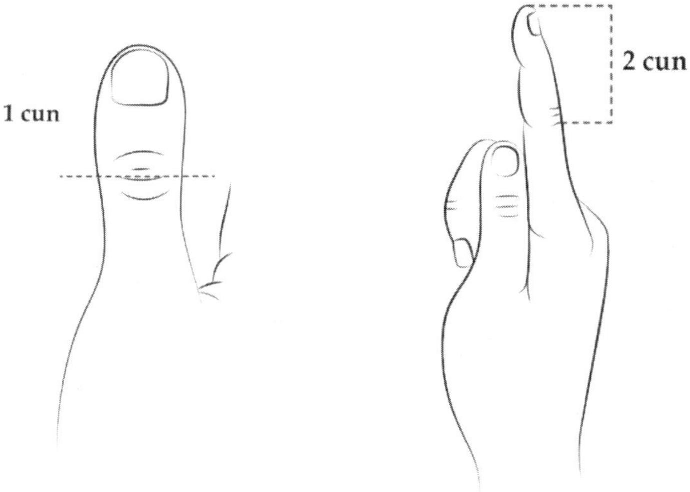

Termini anatomici

La localizzazione del punto è spiegata in questo libro nel modo più semplice possibile. In alcuni casi ho usato termini anatomici non familiari per il lettore. Le immagini, inoltre, renderanno facile individuare i punti. Vengono usati anche termini anatomici, ma in molti casi basterà osservare l'immagine.

Alcuni termini spesso usati saranno:

Malleolo mediale

Questo è l'osso rotondo che si trova nel lato interno della caviglia. Questo osso è usato per individuare i punti nell'area, quali Rene 3, 6 e 7 o Milza 6.

Malleolo laterale

Questo è l'osso rotondo che si trova nel lato esterno della caviglia. Questo osso è usato per individuare i punti sui meridiani della vescica e della cistifellea. È anche utilizzato come punto di riferimento per trovare gli altri punti sulla gamba, come Stomaco 40.

Bordo della pelle rossa e bianca

Questo termine indica dove la pelle cambia colore. Si trova solitamente sul bordo della pianta del piede o del palmo della mano. Non è necessario riuscire a vederlo per trovare i punti della digitopressione.

Capitolo 3

Come eseguire efficacemente la digitopressione

Per poter far agire la digitopressione, il punto deve essere attivato. Con l'agopuntura un ago viene inserito nel punto, in modo tale da stimolare la circolazione sanguigna che attiva il punto. Gli aghi dell'agopuntura sono sottili, circa della grandezza di un capello.

Per attivare i punti usando la digitopressione, ci sono diverse opzioni.

- Premere con forza con le dita.
- Usare cerotti magnetici che vengono applicati sui punti di agopuntura e lasciare in posizione per un determinato periodo di tempo (per esempio otto ore).
- Usare piccoli semi attaccati ad un pezzo di cerotto che viene applicato all'orecchio. I semi possono essere di vaccaria e si possono usare altre tipologie di cerotti, come quelli ionici o magnetici.
- Mini massaggiatori

La cosa importante da ricordare è che bisogna premere con la fermezza necessaria ad attivare il punto. Quando si fa agopuntura, gli aghi rimangono al loro posto per circa 30 minuti. Mentre ci si rilassa, gli aghi hanno il tempo di fare il loro lavoro. Quando si fa digitopressione, bisogna premere con la fermezza necessaria e per abbastanza tempo in modo da stimolare il punto.

Secondo la mia esperienza è sufficiente di solito premere cinque minuti per punto, ma in alcuni casi occorreranno anche dieci minuti. Dipende da quale punto verrà trattato e quanto si è malati

Frequenza del trattamento

La digitopressione, come l'agopuntura, è una forma di terapia. È più efficace se fatta a cadenza giornaliera. Ogni volta che si pratica l'agopuntura o la digitopressione, si sta stimolando il corpo per farlo funzionare normalmente. Se la terapia viene fatta una sola volta a settimana, sarà meno efficace. L'agopuntura e la digitopressione sono entrambe due tipi di terapia, il che significa che occorre fare una *serie* di trattamenti per stare meglio.

Non bisogna aspettarsi di fare un solo trattamento. Generalmente pianifico una serie compresa tra quattro e otto trattamenti e poi si decide se occorre continuare. Può essere utile anche per occasionali problemi di nausea. Il punto migliore per la nausea è Pericardio 6, che agisce anche sull'insonnia.

Mini-massaggiatori

I mini-massaggiatori sono lunghi circa 10 cm e sono usati anche per motivi diversi dalla digitopressione. Essi sono della taglia perfetta per fare la digitopressione. Si possono portare facilmente con sé: la punta è poco più di un centimetro di diametro, il che li rende perfetti per trattare un punto di agopuntura. I migliori massaggiatori per digitopressione hanno diversi tipi di teste. Quelli con il maggior numero di punte sembrano essere i più efficaci per la digitopressione. Questi massaggiatori costano circa 10 € e possono essere comprati online.

Questi massaggiatori sono anche messi in commercio per essere utilizzati sulle cicatrici. Migliorando il flusso sanguigno in una cicatrice, aiutano il corpo a romperla. L'agopuntura è l'ideale per trattare le cicatrici e le ferite che non si rimarginano, che sono comuni nei diabetici. Porre gli aghi intorno alla ferita migliora il flusso sanguigno, aiutando il corpo a chiudere la ferita. La mancata guarigione è di solito causata da una mancanza di una corretta circolazione sanguigna.

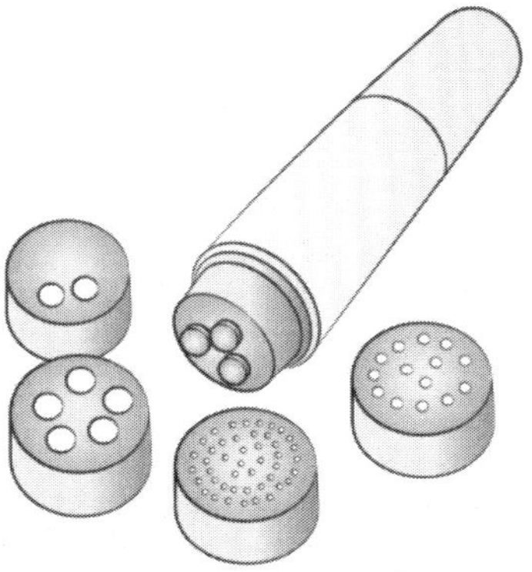

Cerotti magnetici

I cerotti magnetici assicurano una stimolazione molto forte ai punti di agopuntura. Personalmente uso la marca di cerotti Helio, che fornisce scatole di 100 cerotti, che hanno ognuno un magnete da 800 Gauss (unità di misura della potenza del magnete). Ho constatato che questi cerotti sono molti efficaci per l'insonnia, quando sono posti su Pericardio 6. È meglio limitare il tempo in cui si lasciano i magneti sul proprio corpo a otto ore. Potreste non rendervi conto che stanno lavorando, ma, in realtà, sono molto potenti.

Durata della digitopressione

Gli effetti della digitopressione non sono di solito percepiti immediatamente. Generalmente occorre all'incirca un'ora, sebbene questo dipenda da quale punto è in fase di trattamento e dal risultato atteso. Se si sta effettuando la digitopressione su punti come Intestino crasso 11, per agire su una stitichezza, o come Pericardio 6, per agire sull'insonnia, si vedranno risultati dopo circa un'ora. Se non si notano cambiamenti, è possibile rifare la digitopressione.

Ottenere il Qi

Quando si stimola un punto di agopuntura, lo si sta attivando. Una volta che il punto è stato attivato, inizia a lavorare. L'agopuntore chiama questo procedimento "Ottenere il Qi", un fattore necessario affinché l'agopuntura o la digitopressione siano efficaci. I segnali che dicono che si è attivato un punto includono le seguenti sensazioni nell'area in corso di trattamento:

- Prurito
- Formicolio
- Torpore
- Dolore (comune in particolare nei punti più potenti come Stomaco 36)
- Calore

A volte non è possibile descrivere ciò che si sente. Si capisce unicamente che sta accadendo qualcosa; si può sentire un aumento del flusso sanguigno. Anche se non si sente nulla questo non significa che non stia accadendo nulla. Se i livelli di energia sono molto bassi, sarà meno probabile sentire qualcosa, fino a quando non inizieranno ad aumentare, cosa che avviene in circa un mese.

Digitopressione delle orecchie

La digitopressione delle orecchie è un altro modo per medicarsi. L'orecchio è molto sensibile a qualsiasi tipo di stimolo. Si possono comprare i cerotti auricolari online. Ne esistono di diversi tipi. I semi sono posti su un cerotto di forma quadrata. Dopo aver applicato i cerotti all'orecchia, questi dureranno un paio di giorni, a seconda di quanto spesso ci si lavi i capelli o quanto siano resistenti i cerotti stessi.

Personalmente prediligo i cerotti ionici Sakamura. Ne esistono due tipi: il cerotto è trasparente o color carne e i "semi" sono dorati o argentati. Si possono scegliere secondo la propria preferenza personale. Io uso il cerotto trasparente con "semi" dorati. L'ideale è rimuovere i cerotti dopo due giorni e passare poi all'altro orecchio.

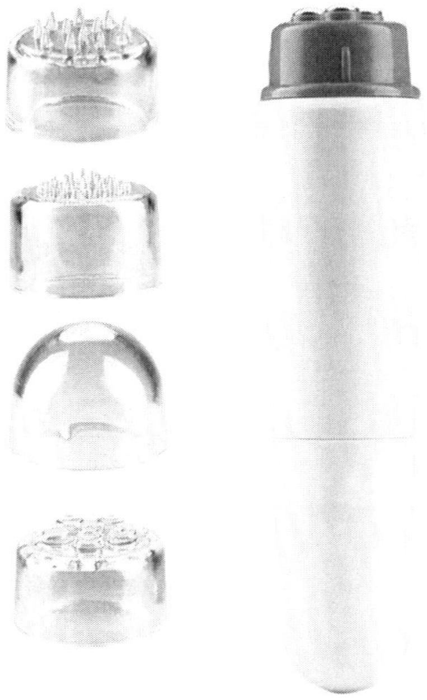

Capitolo 4

Agopuntura dell'orecchio

Il corpo è integralmente rappresentato nell'orecchio, che ne diventa il microcosmo. La mappa dell'orecchio rappresenta, infatti, un feto sottosopra. Tutte le patologie possono essere trattate sull'orecchio. L'orecchio può essere usato per trattare squilibri interni degli organi, il dolore, problemi emozionali e per regolarizzare l'intero corpo.

L'immagine sottostante mostra il feto sottosopra. La testa si trova infatti nella parte inferiore dell'immagine. Gli organi interni sono situati nella parte interna dell'orecchio, vicino al condotto uditivo.

Alcuni agopuntori si specializzano nell'agopuntura auricolare. Molti agopuntori combinano piuttosto l'agopuntura dell'orecchio con l'agopuntura del corpo, per ottenere effetti benefici da entrambi. L'agopuntura e la digitopressione dell'orecchio sono in particolar modo utili per trattare il dolore. Occorre unicamente localizzare sull'orecchio l'area che corrisponde alla parte di corpo che duole.

I punti dell'orecchio possono essere stimolati usando piccolissimi aghi da agopuntura oppure cerotti auricolari fatti con semi di vaccaria, che sono piccoli semi neri posti su pezzi di cerotto. I semi vanno posizionati sull'orecchio e possono esservi lasciati per più giorni, fino a quando, dopo pochi giorni, cadono. È uso comune alternare le due orecchie, il che significa che al primo trattamento sarà trattato l'orecchio destro e al trattamento successivo il sinistro.

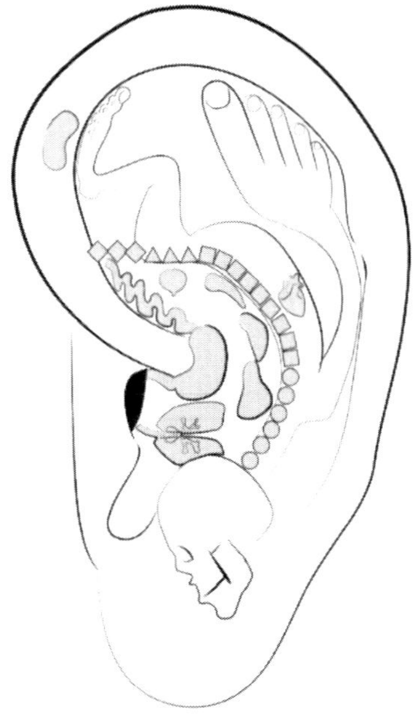

Cerotti auricolari

L'immagine sottostante mostra i semi di vaccaria su una piccola superficie di plastica: occorre unicamente togliere il pezzo di pellicola e piazzarlo nell'orecchio. Usare delle pinzette facilita l'operazione.

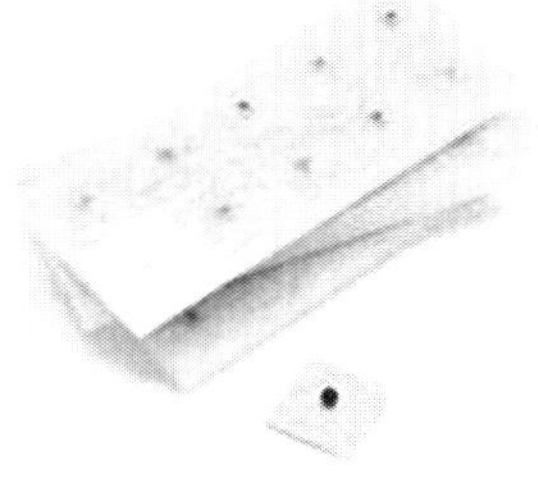

Ci sono numerosi tipi di piccoli granelli usati specificatamente sull'orecchio. Un altro tipo di granelli auricolari è il cerotto Magrain agli ioni di Sakamura. Questi sono piccoli granelli, dorati o argentati, attaccati a pezzi rotondi di cerotto. I granelli sono trattati in modo tale da fornire uno stimolo, che non sia intenso come quello dei cerotti magnetici, ma più intenso di quello dei semi di vaccaria.

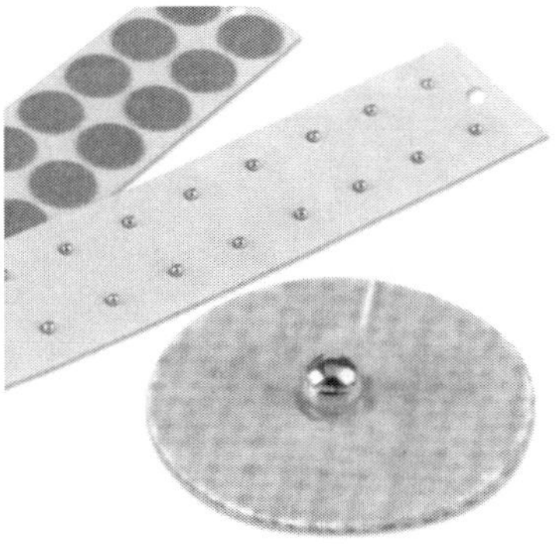

Quest'immagine mostra i cerotti Magrain agli ioni di Sakamura su nastro color carne. Ci sono due opzioni, nastro trasparente color carne e granelli dorati o argentati. Il vostro agopuntore avrà una sua preferenza personale circa quale tipo da utilizzare.

L'agopuntura auricolare è anche utilizzata per aiutare nella terapia della tossicodipendenza. Questa pratica allevia lo stress e può essere utilizzata da non-agopuntori per contribuire ai protocolli di disintossicazione. L'immagine seguente mostra il protocollo della NADA usato dagli specialisti della lotta alle dipendenze. Nada sta per National Acupunture Detoxification Association (Associazione nazionale per la disintossicazione con agopuntura). Esiste una formazione specifica per coloro che sono interessati. Occorre fare riferimento al seguente sito www.acudetox.com.

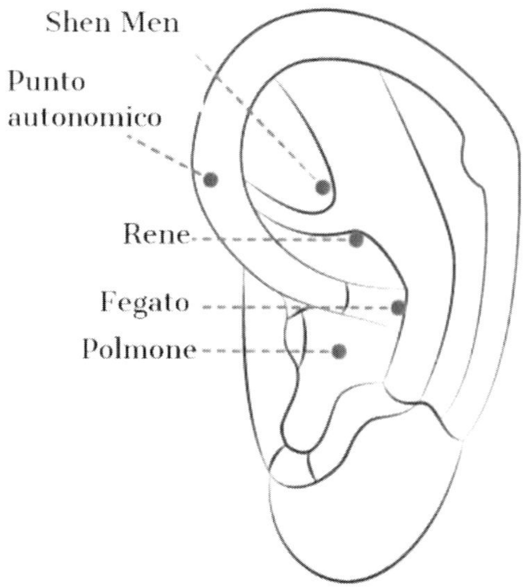

Lo schema seguente mostra la colonna vertebrale rappresentata sull'orecchio. I punti da C1 a C7 rappresentano le vertebre cervicali. Ho scoperto che trattare questi punti sull'orecchio con i cerotti Sakamura ha la stessa efficacia di altri tipi di trattamento per il collo. Occorre unicamente piazzare i granelli sul bordo dell'orecchio nel punto corrispondente all'area interessata e premere con fermezza. Quando si preme con fermezza, si sentirà un po' di dolore. Questo accade unicamente se c'è un problema in quell'area. I punti da T1 a T12 trattano le vertebre toraciche, nella parte superiore della schiena. I punti da L1 a L5 le vertebre lombari, nella base della schiena. I punti S1 e S2 corrispondono all'osso sacro o coccige.

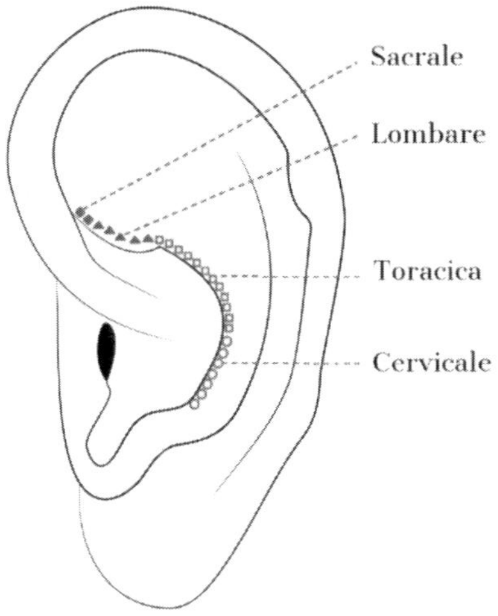

Punti dell'orecchio comunemente usati

Shen Men

Shen Men è un punto maestro. Calma la mente, allevia lo stress, il dolore, l'ansia, l'insonnia ed è usato in combinazione con altri punti. Il nome significa "porta dello spirito". È il punto dell'orecchio più utilizzato.

Punto zero

Questo punto bilancia il corpo. Aiuta a regolarizzare gli ormoni e a calmare il cervello.

Punto tranquillizzante

Questo punto è anche chiamato punto del riposo o punto analogo al Valium da Terry Oleson. È un punto sedativo e rilassante; può essere usato per trattare l'ansia, la pressione alta e lo stress cronico.

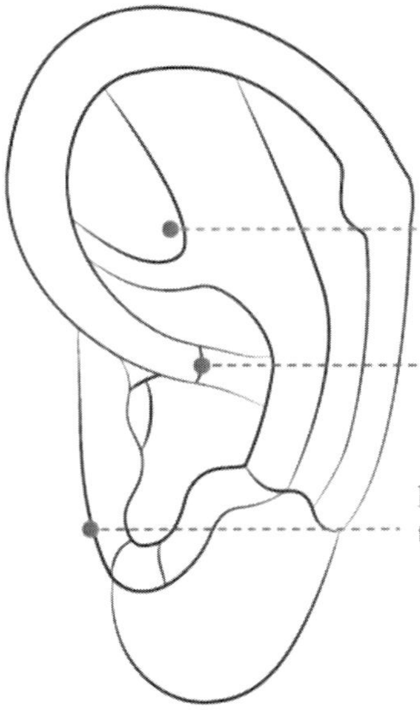

Esistono diversi tipi di agopuntura auricolare. Se si è interessati ad ulteriori informazioni possono essere trovate nel libro *Auriculotherapy Manual* di Terry Oleson, non disponibile, però, in lingua italiana.

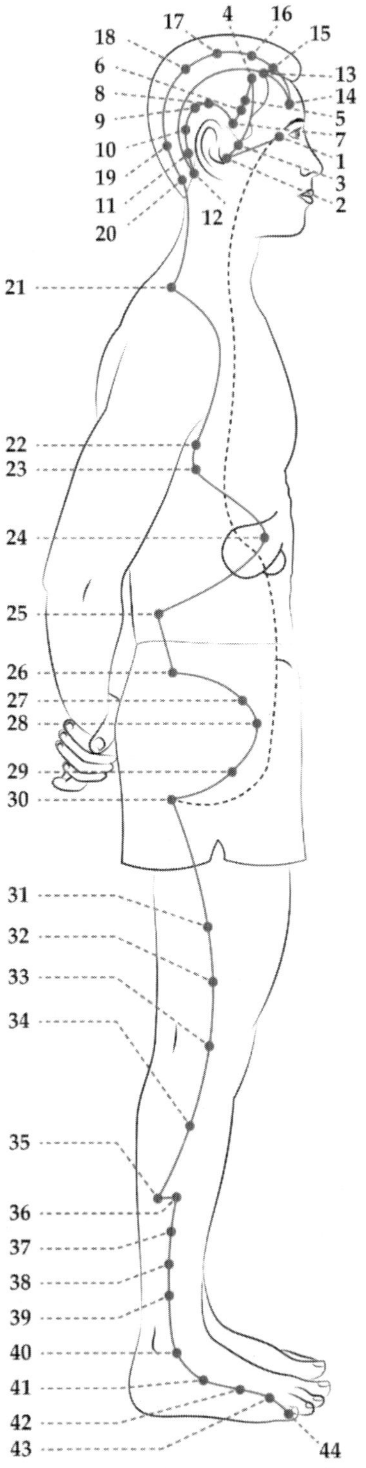

Meridiano della Cistifellea

Come è possibile vedere dall'immagine del meridiano, quest'ultimo gira intorno al lato della testa tre volte. Molti dei punti sul lato del capo non sono comunemente usati. È difficile descrivere la localizzazione di questi punti senza usare termini anatomici. Sottolineerò e elencherò i punti più comunemente usati. Emicranie e mal di testa influenzano spesso il meridiano della Cistifellea. Non è però molto frequente l'utilizzo dei punti sul capo per le emicranie. I punti sui meridiani del fegato e della Cistifellea posizionati sui piedi sono spesso utilizzati per allievare le emicranie.

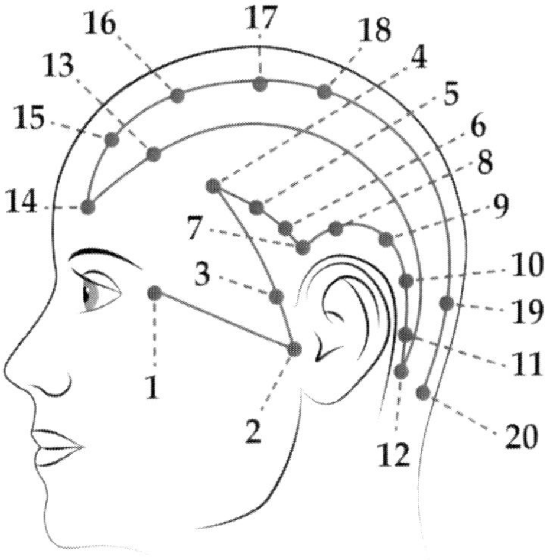

Cistifellea

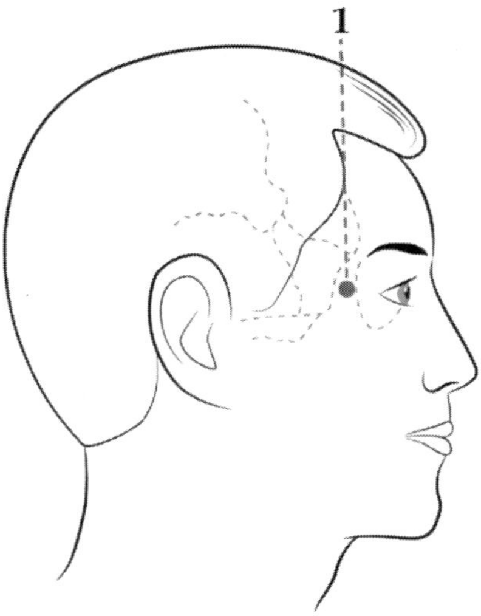

Cistifellea

Cistifellea 1
Situato 5 cun a lato del canto esterno dell'occhio, sull'osso, nel cavo dell'osso orbitale.

Funzioni e impieghi frequenti

- Atrofia del nervo ottico
- Cataratta
- Cecità notturna
- Daltonismo
- Dolore agli occhi
- Emorragia retinica
- Glaucoma
- "Illumina gli occhi"
- Ipermetropia
- Occhi secchi dopo un'operazione con la tecnica Lasik

Note cliniche
Questo punto è molto efficace per alleviare la secchezza agli occhi causata dalle operazioni con la tecnica Lasik. È anche indicato

per trattare “ostruzioni visive superficiali”, correlate a qualcosa che sta influenzando la cornea. Quando viene effettuata un’operazione, la cornea viene tagliata, recidendo i nervi nell’occhio, il che significa che non funzionano più normalmente. Il punto stimola il normale funzionamento nervoso negli occhi ed aiuta a ripristinarne il sano funzionamento.

Di solito l’occhio comincia a lacrimare dopo pochi minuti di trattamento di questo punto. Si tratta di un sollievo formidabile per le persone che soffrono di secchezza oculare, qualsiasi ne sia la causa. Se l’operazione è stata fatta molto tempo prima del trattamento, di solito ci vorrà più tempo per vederne i risultati e altri punti potranno essere combinati con Cistifellea 1 per dei risultati migliori.

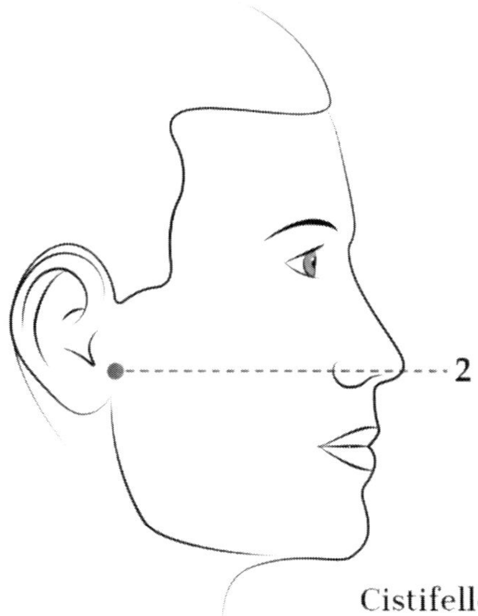

Cistifellea

Cistifellea 2

Anteriore all’incisura intertragica, sul bordo posteriore del processo condiloideo mandibolare. Va localizzato con la bocca aperta. In altre parole: si trova davanti all’orecchio, come mostrato nell’immagine sopra.

Funzioni e impieghi frequenti
Permette di aprire le orecchie per agire sulla sordità, sull'acufene, sulle infezioni e sulle secrezioni dell'orecchio, oltre che il dolore. Allevia la perdita di udito, il dolore alla mandibola e i disordini cranio-mandibolari.

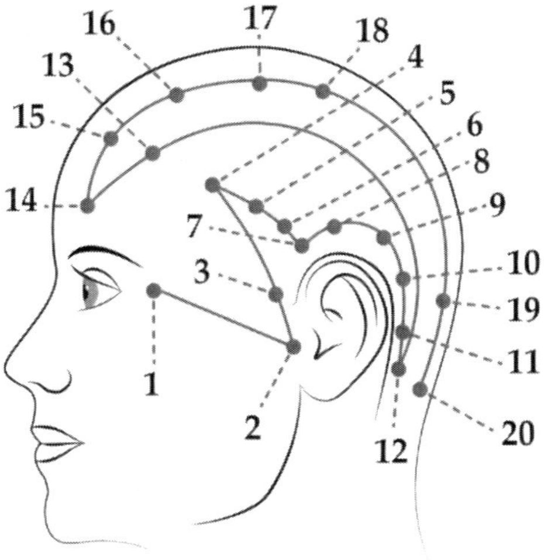

Cistifellea

Cistifellea 3
Davanti all'orecchio sul bordo superiore dello zigomo, nella depressione sopra Stomaco 7.

Funzioni e impieghi frequenti
Agisce su problemi dell'orecchio come la sordità e l'acufene. Allevia, inoltre, il dolore alla mandibola e il mal di denti.

Cistifellea 4
Localizzato nell'attaccatura dei capelli, a un quarto di distanza tra Stomaco 8 e Cistifellea 7.

Funzioni e impieghi frequenti
Allevia il mal d'orecchie, il mal di denti e l'acufene.

Cistifellea 5
Localizzato nell'attaccatura dei capelli, a metà strada tra Stomaco 8 e Cistifellea 7.

Funzioni e impieghi frequenti
Allevia il mal d'orecchie e il mal di denti.

Cistifellea 6
A tre quarti di distanza tra Stomaco 8 e Cistifellea 7.

Funzioni e impieghi frequenti
Allevia il dolore al canto esterno dell'occhio

Cistifellea 7
Nell'attaccatura dei capelli, un cun davanti a Triplo riscaldatore 20, vicino all'orecchio.

Funzioni e impieghi frequenti
Allevia il gonfiore della guancia e della mascella.

Cistifellea 8
Nella piccola depressione, 1 cun sopra l'apice dell'orecchio.

Funzioni e impieghi frequenti
Allevia il mal di testa alle tempie.

Cistifellea 9
Si trova nella depressione sopra l'orecchio, 5 cun dietro Cistifellea 8.

Funzioni e impieghi frequenti
Allevia il mal di testa.

Cistifellea 10
Dietro e sopra il processo mastoideo, a metà strada sull'arco tra Cistifellea 9 e Cistifellea 11.

Funzioni e impieghi frequenti
Allevia il mal di testa.

Cistifellea 11
Dietro e sopra il processo mastoideo, sulla linea che collega Cistifellea 10 e Cistifellea 12.

Funzioni e impieghi frequenti
Allevia il mal di testa, l'acufene, la sordità e il mal d'orecchie.

Cistifellea 12
Nella depressione dietro e sotto il processo mastoideo.

Funzioni e impieghi frequenti
Calma la mente e allevia il mal di testa.

Cistifellea 13
Situato 5 cun all'interno dell'attaccatura dei capelli, a 3 cun da Du 24.

Funzioni e impieghi frequenti
Allevia il mal di testa, le vertigini e l'epilessia.

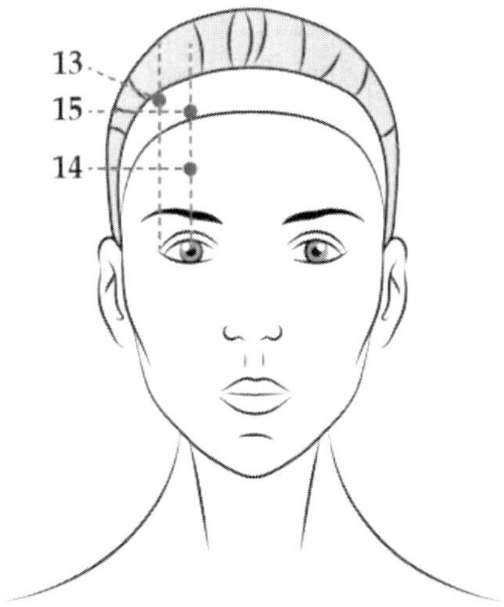

Cistifellea

Cistifellea 14
Situato sulla fronte, 1 cun sopra il punto centrale del sopracciglio.

Funzioni e impieghi frequenti

- Aumenta la chiarezza visiva
- Caduta della palpebra
- Cecità notturna
- Mal d'occhi
- Spasmo delle palpebre

Cistifellea 14 giova agli occhi e aumenta la chiarezza visiva. È un punto popolare nei trattamenti di agopuntura cosmetica. Alza le sopracciglia e migliora la circolazione negli occhi.

Cistifellea 15
Direttamente sopra Cistifellea 14, a 5 cun dall'attaccatura dei capelli.

Funzioni e impieghi frequenti
Giova al naso e agli occhi. Lo si usa per trattare la congestione sinusale.

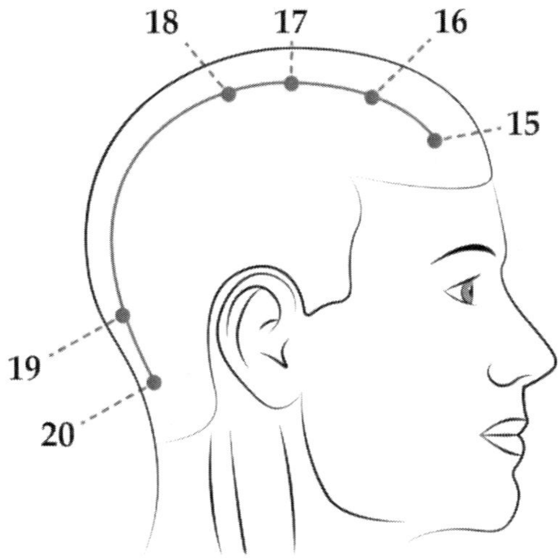

Cistifellea

Cistifellea 16

Situato 1,5 cun dietro Cistifellea 15, sulla linea che connette Cistifellea 15 a Cistifellea 20.

Funzioni e impieghi frequenti

Usato per ogni tipo di disturbo oculare. Può essere usato per alleviare il dolore agli occhi e la miopia

Cistifellea 17

Situato 1,5 cun dietro Cistifellea 16.

Funzioni e impieghi frequenti

Allevia il mal di testa.

Cistifellea 18

Situato 1,5 cun dietro Cistifellea 17.

Funzioni e impieghi frequenti

Allevia il mal di testa e le congestioni sinusali.

Cistifellea 19

Situato sopra Cistifellea 20, allo stesso livello di Du 17.

Funzioni e impieghi frequenti

Allevia il mal di testa, la rigidità del collo e il dolore agli occhi.

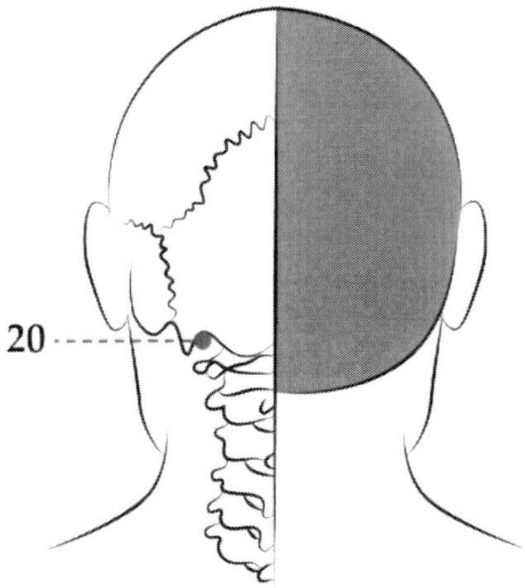

Cistifellea

Cistifellea 20

È una cavità tra il muscolo sternocleidomastoideo e il muscolo trapezio.

Funzioni e impieghi frequenti

- Capogiri
- Dolore al meridiano della cistifellea
- Dolore alle spalle
- Dolore e rigidità al collo
- Emicranie
- Mal di testa
- Migliora la circolazione negli occhi
- Perdita della parola dopo un ictus
- Raffreddore e influenza
- Apre le orecchie ostruite
- Vista offuscata

Note cliniche

Cistifellea 20 è un punto molto potente per ripristinare la normale circolazione sanguigna nella testa e nel collo. Può essere utilizzato in combinazione con altri punti per alleviare l'emicrania, che è spesso causata da muscoli tesi o da ostruzioni in un meridiano. Il meridiano della Cistifellea ne è comunemente affetto. Le emicranie possono anche essere trattate usando altri punti all'estremità opposta del meridiano della Cistifellea, oltre che a ripristinare la normale circolazione in qualsiasi area affetta da un'ostruzione.

Lo stress provoca una tensione ai muscoli, che riduce il normale afflusso di sangue al cervello. Quando c'è un'insufficienza nel flusso sanguigno, si genera dolore. Questo punto tratta anche i capogiri, che possono essere causati da muscoli tesi, che comprimono i nervi che influenzano le funzioni dell'udito

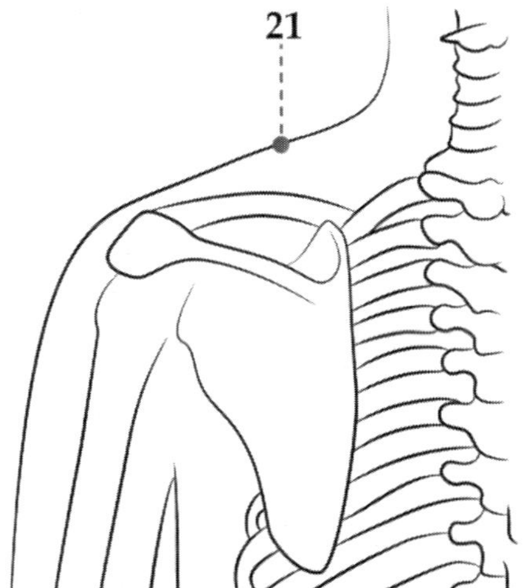

Cistifellea

Cistifellea 21
Situato a metà strada tra la colonna vertebrale e la punta dell'acromion.

Funzioni e impieghi frequenti
- Allevia il dolore al collo e alle spalle
- Allevia il dolore e gli ascessi al seno
- Lattazione insufficiente
- Non dovrebbe essere usato durante la gravidanza perché può indurre il parto

Questo punto è spesso combinato con Cistifellea 20 per trattare il dolore al collo, in quanto scioglie i muscoli tesi che causano dolore al collo e alle spalle.

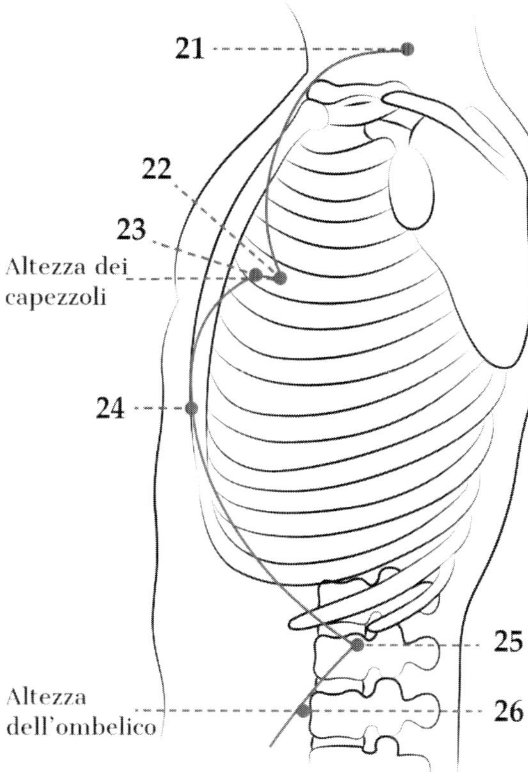

Cistifellea

Cistifellea 22
Situato 3 cun sotto l'ascella.

Funzioni e impieghi frequenti
Allevia i problemi alle ascelle e decongestiona il petto. Non è molto usato.

Cistifellea 23
Situato 1 cun davanti a Cistifellea 22, all'altezza del capezzolo.

Funzioni e impieghi frequenti
Agisce sulla sensazione di gonfiore al petto.

Cistifellea 24
Situato sotto il capezzolo, nel settimo spazio intercostale.

Funzioni e impieghi frequenti
Allevia il dolore alle costole, la mastite e il singhiozzo. Regolarizza il fegato, la cistifellea e lo stomaco.

Cistifellea 25
Sul bordo inferiore dell'estremità libera della dodicesima costola.

Funzioni e impieghi frequenti
Fortifica i reni, giova alla base della schiena.

Cistifellea 26
Sotto l'estremità libera dell'undicesima costola.

Funzioni e impieghi frequenti
Regolarizza le mestruazioni, allevia l'ernia e i dolori addominali

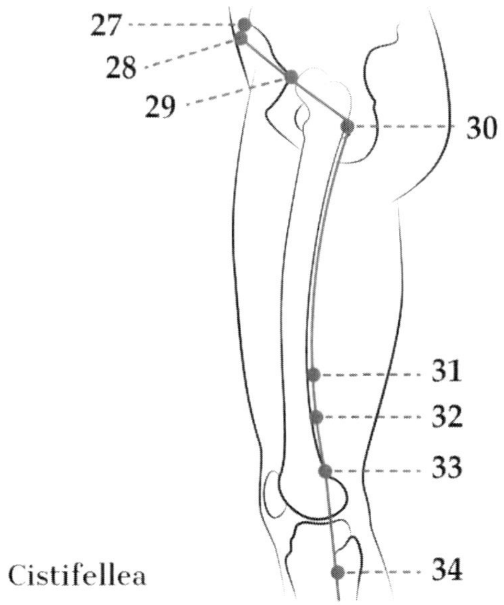

Cistifellea 27
Situato 3 cun sotto il livello dell'ombelico.

Funzioni e impieghi frequenti
Agisce sul prolasso uterino e sul dolore addominale.

Cistifellea 28
Situato 5 cun davanti e sotto Cistifellea 27.

Funzioni e impieghi frequenti
Agisce sul prolasso uterino e sul dolore addominale.

Cistifellea 29
Sul lato dell'articolazione dell'anca, nel punto medio tra la spina iliaca anteriore superiore e la sporgenza del grande trocantere. In altre parole: situato sull'anca a metà strada tra la parte anteriore dell'anca e il femore.

Funzioni e impieghi frequenti
Allevia i dolori all'anca.

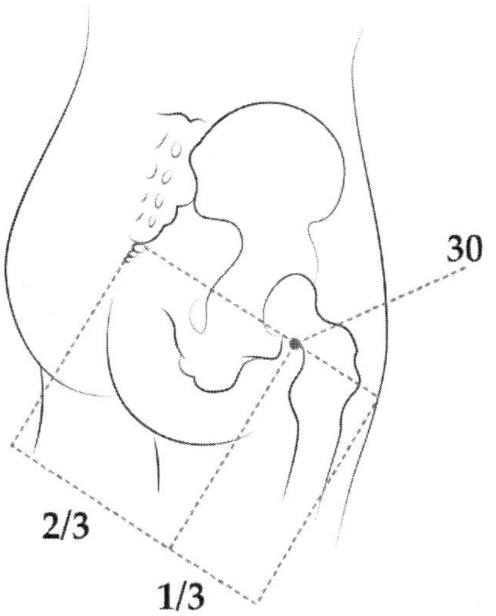

Cistifellea

Cistifellea 30
Sul retro dell'articolazione dell'anca, a un terzo dal grande trocantere, che è la testa del femore, e la parte superiore dell'osso sacro.

Funzioni e impieghi frequenti

- Atrofia delle gambe
- Dolore ai glutei
- Dolore alla base della schiena
- Dolore alle anche
- Emiplegia
- Sciatalgia

Note cliniche
Cistifellea 30 è molto efficace per alleviare il dolore alle anche e la sciatalgia. Il meridiano della Cistifellea scende lungo il lato esterno della gamba fino al piede. La sciatica spesso compie il medesimo percorso. A volte si ferma al ginocchio, ma se non è trattata, il dolore alla sciatica può prolungarsi fino al piede. I problemi alla base della schiena possono essere considerati

anche come un potenziale fattore di dolore all'anca. L'ernia al disco o i muscoli tesi possono facilmente influenzare l'anca.

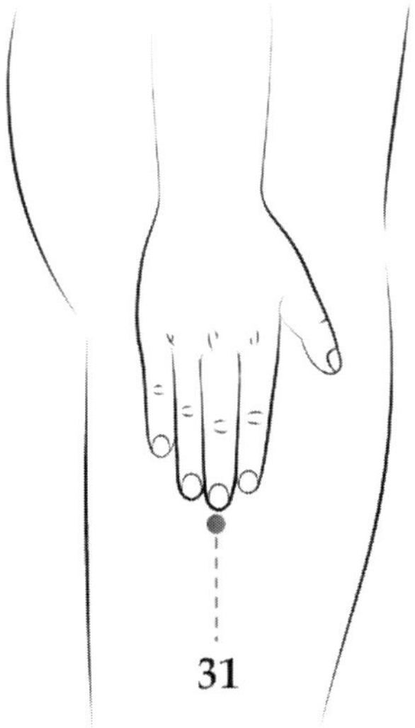

Cistifellea

Cistifellea 31
Sul lato esterno della coscia, a 7 cun sopra la cavità poplitea (ginocchio). Situato dove la punta del dito medio tocca la coscia.

Funzioni e impieghi frequenti
Allevia il prurito, l'orticaria, l'emiplegia, il dolore e la debolezza al ginocchio e all'anca.

Cistifellea 32
Sul lato esterno della coscia, 5 cun sopra la cavità poplitea (ginocchio)

Funzioni e impieghi frequenti
Allevia il dolore sul meridiano della Cistifellea, l'emiplegia, l'orticaria e la sciatalgia.

Cistifellea 33
Situato 3 cun sopra Cistifellea 34.

Funzioni e impieghi frequenti
Allevia il dolore al ginocchio, rilassa i tendini della gamba, agisce sugli spasmi al muscolo gastrocnemio, che si trova nella zona posteriore della parte inferiore della gamba.

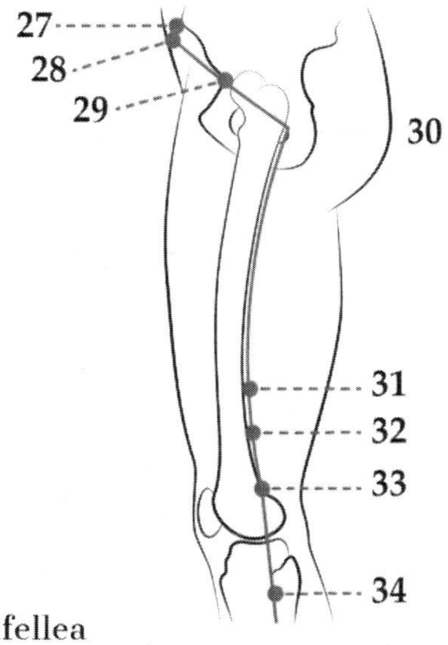

Cistifellea

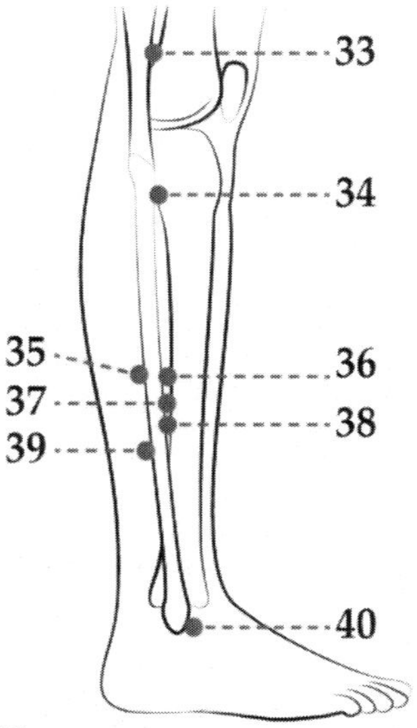

Cistifellea

Cistifellea 34
Nella depressione davanti e sotto l'estremità superiore della fibula.

Funzioni e impieghi frequenti

- Atrofia del muscolo del polpaccio
- Contrazione dei tendini dei piedi
- Dolore al ginocchio
- Dolore alle costole
- Emiplegia
- Ipertensione associata a squilibri del fegato
- Regolarizza il fegato e la cistifellea
- Rilassa i tendini per alleviare gli spasmi muscolari
- Sciatalgia

Note cliniche
Questo punto è usato per trattare tutti i problemi ai tendini. È anche usato per alleviare lo stress perché collegato al fegato, che è associato allo stress nella medicina cinese.

Cistifellea 35
Posto 7 cun sopra la punta del malleolo laterale (osso della caviglia sul lato esterno della gamba).

Funzioni e impieghi frequenti
Allevia il dolore al meridiano della Cistifellea, rilassa i tendini, allevia il dolore al ginocchio e i problemi al muscolo gastrocnemio, che si trova nella parte posteriore del polpaccio.

Cistifellea 36
Situato 7 cun sopra la punta del malleolo laterale, sul bordo anteriore della fibula. La fibula è il piccolo osso posto dietro la tibia, l'osso del polpaccio.

Funzioni e impieghi frequenti
Allevia l'atrofia e il dolore al polpaccio, il dolore al collo e rilassa i tendini.

Cistifellea 37
Situato 5 cun sopra la punta del malleolo laterale, sul bordo anteriore della fibula

Funzioni e impieghi frequenti

- Atrofia del nervo ottico
- Atrofia della parte inferiore della gamba
- Aumenta la chiarezza della vista
- Cataratta
- Cecità notturna
- Dolore agli occhi
- Dolore al ginocchio
- Dolore della parte inferiore della gamba
- Prurito agli occhi
- Regolarizza il fegato
- Vista offuscata

Cistifellea 37 è il punto più importante, non localizzato direttamente vicino agli occhi, utilizzato per trattare i problemi oculari. Questi punti sono chiamati punti distali.

Cistifellea 38
Situato 4 cun sopra e leggermente davanti al malleolo laterale, sul bordo anteriore della fibula.

Funzioni e impieghi frequenti
Regolarizza la cistifellea, tratta i tendini e le ossa, allevia il dolore al meridiano della cistifellea. Tratta i tendini e le ossa di qualsiasi parte del corpo. Può essere usato anche per trattare le emicranie.

Cistifellea 39
Situato 3 cun sopra la punta del malleolo laterale, dietro la fibula.

Funzioni e impieghi frequenti

- Debolezza ai piedi
- Debolezza alla gamba
- Distorsione alla caviglia
- Dolore e rigidità al collo
- Regolarizza la cistifellea

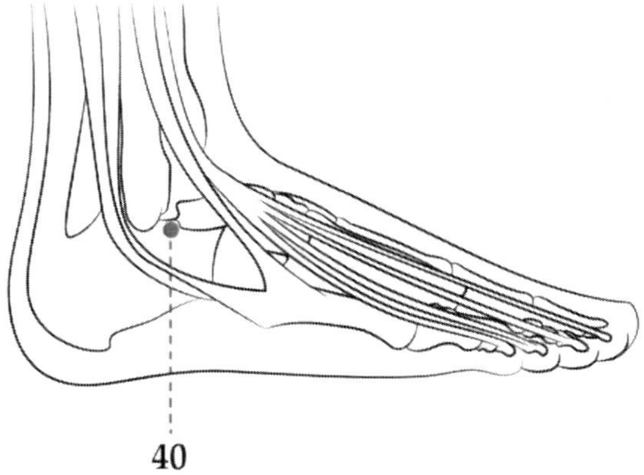

Cistifellea

Cistifellea 40

Situato davanti e sotto il malleolo laterale (osso della caviglia sul lato esterno della gamba).

Funzioni e impieghi frequenti

- Dolore al collo
- Dolore al costato
- Dolore al polso
- Dolore alla base della schiena
- Dolore alla gamba
- Infiammazione della cistifellea
- Piede cadente
- Regolarizza il fegato e la cistifellea

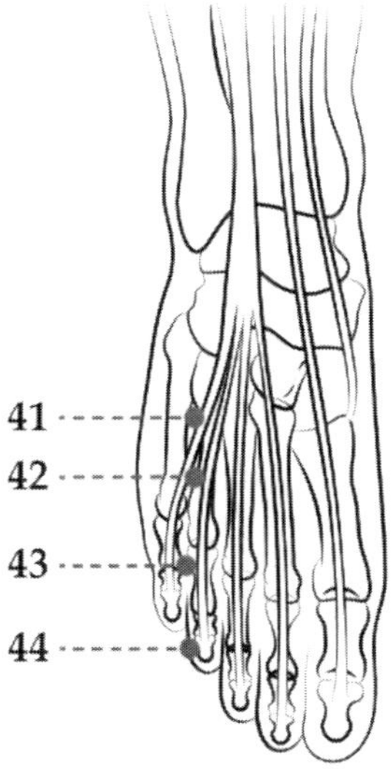

Cistifellea

Cistifellea 41

Situato nella depressione fra il quarto e il quinto osso del metatarso sulla parte laterale del tendine estensore. In altre parole: tra il quarto e il quinto osso del piede.

Funzioni e impieghi frequenti

- Dolore al piede
- Dolore all'osso occipitale (base del cranio)
- Dolore alle dita del piede
- Dolori spastici al piede o alle dita del piede
- Emicranie
- Mal di testa
- Regolarizza il fegato

Questo punto può essere usato per alleviare molti tipi di mal di testa e, in una fonte, è citato come punto che facilita l'allattamento.

Cistifellea 42

Tra il quarto e il quinto osso del metatarso sulla zona mediale del tendine estensore.

Funzioni e impieghi frequenti
Allevia il dolore al piede, al costato e il mal di testa.

Cistifellea 43
Tra il quarto e il quinto dito del piede, al margine delle pieghe delle dita.

Funzioni e impieghi frequenti
Allevia il mal di testa, il dolore al piede, le vertigini, regolarizza la cistifellea e giova alle orecchie e agli occhi.

Cistifellea 44
Sulla zona laterale del quarto dito del piede, 1 cun dietro l'angolo dell'unghia.

Funzioni e impieghi frequenti
Regolarizza la cistifellea, allevia le emicranie e la vertigine.

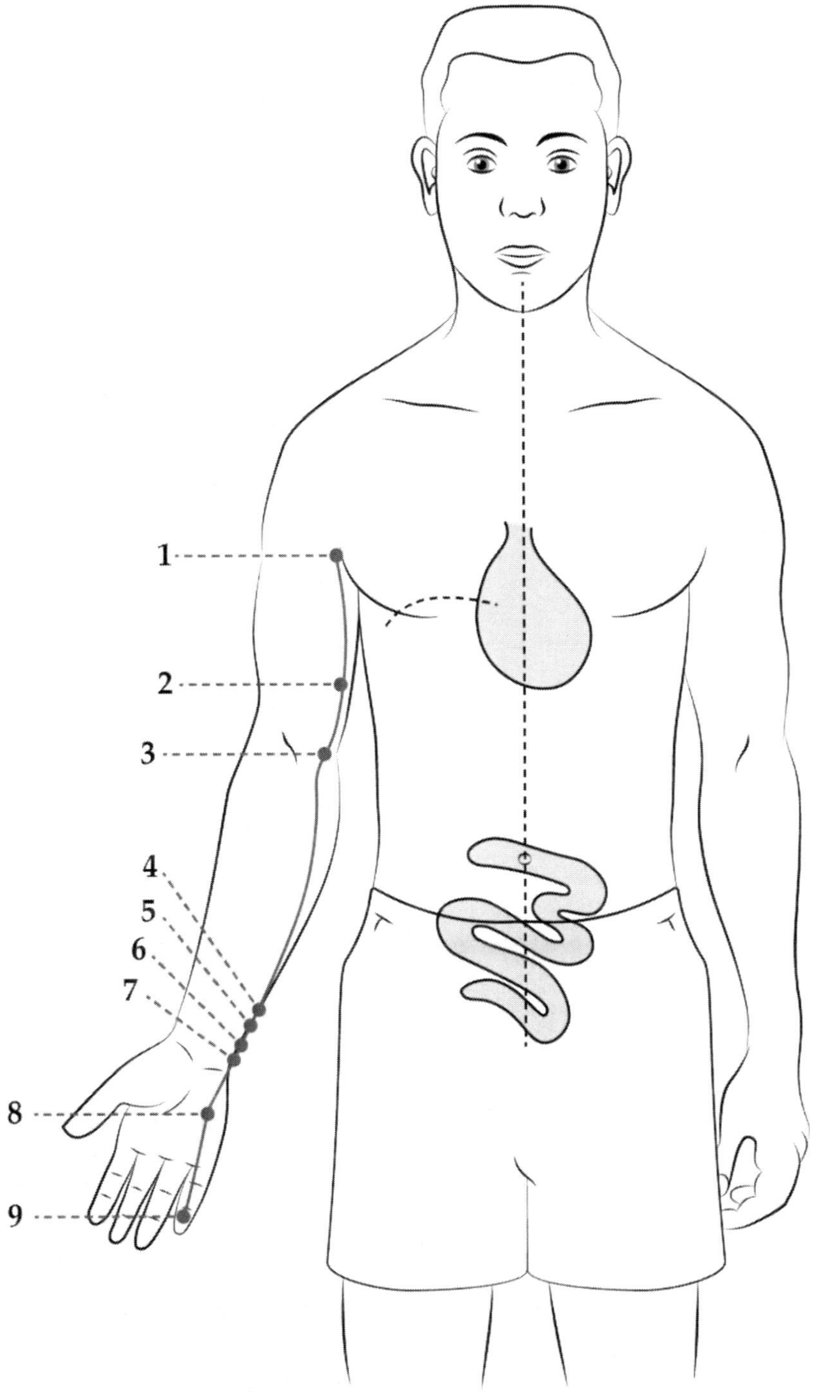

Meridiano del Cuore

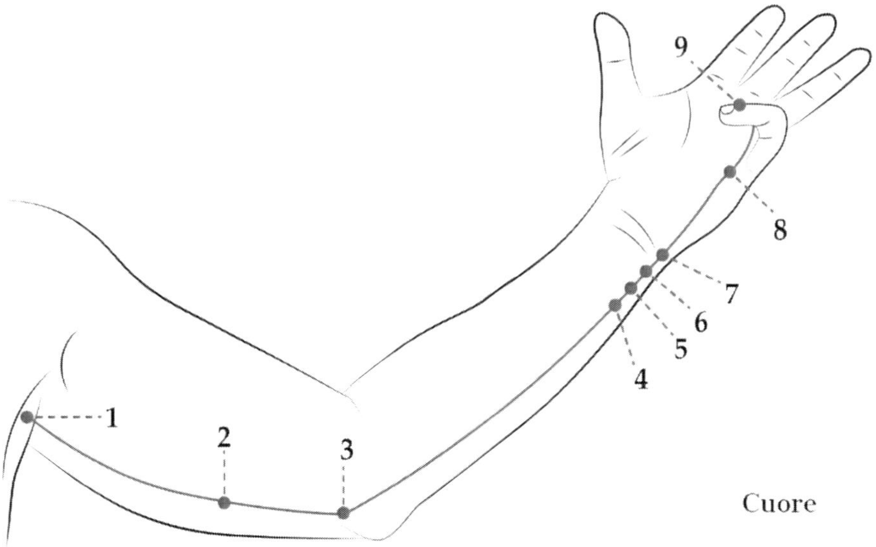

Cuore

Cuore 1
Situato al centro dell'ascella.

Funzioni e impieghi frequenti
Regolarizza il cuore, decongestiona e rilassa il petto. Può essere usato per trattare il dolore al petto e al costato. Non è molto usato.

Cuore 2
Situato 3 cun sopra la piega del gomito, nel rientro della parte mediale del muscolo bicipite.

Funzioni e impieghi frequenti
Può essere usato per alleviare il dolore al petto e alla spalla.

Cuore 3
Situato sull'estremità mediale della piega del gomito.

Funzioni e impieghi frequenti

Cuore 3 calma la mente, allevia i dolori al cuore e il torpore alla mano e al braccio.

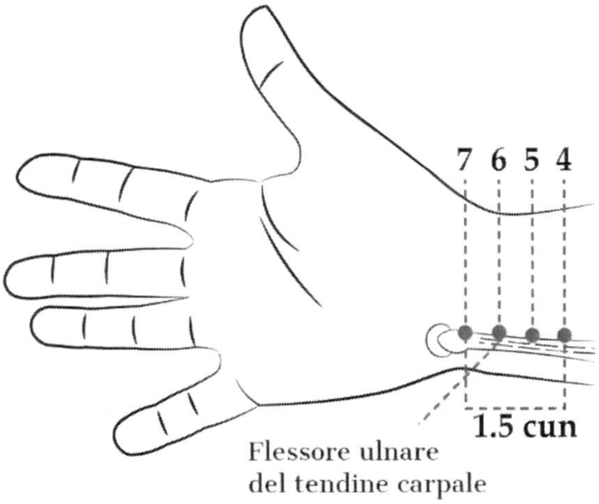

Cuore

Cuore 4

Situato 1,5 cun sopra la piega del polso, sul lato radiale del muscolo flessore del tendine carpale.

Funzioni e impieghi frequenti

Calma lo spirito, allevia i dolori al petto e può essere usato per trattare un'improvvisa perdita della voce.

Cuore 5

Situato 1 cun sopra la piega del polso, sul lato radiale del muscolo flessore del tendine carpale.

Funzioni e impieghi frequenti

- Balbuzie
- Calma la mente
- Fuoco di cuore
- Improvvisa perdita della voce con irrigidimento della lingua
- Palpitazioni (quando si sente il cuore battere distintamente)

- Rafforza il cuore
- Regolarizza il ritmo cardiaco
- Sensazione di “cuore in gola”

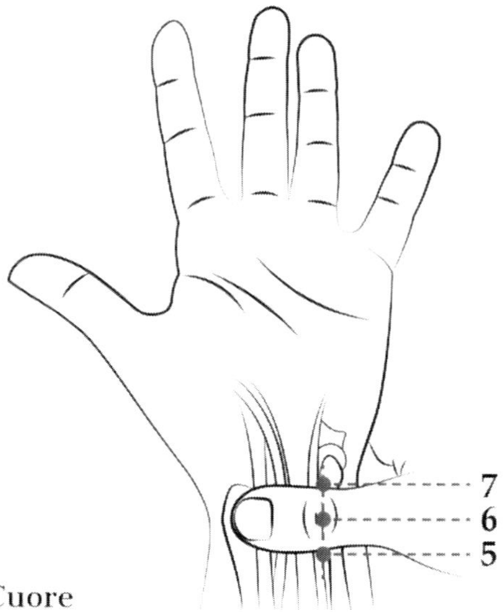

Cuore

Cuore 5 regolarizza il ritmo cardiaco e può trattare l’aritmia cardiaca. La digitopressione è particolarmente efficace in questo punto. Occorre premere le unghie a fondo sul punto e tenerle in posizione per almeno cinque minuti. Un trattamento regolare regolarizzerà e rafforzerà il cuore.

Cuore 6
Situato 5 cun sopra la piega del polso, sul lato radiale del flessore ulnare del tendine carpale.

Funzioni e impieghi frequenti
Cuore 6 regolarizza e rafforza il cuore, migliora la circolazione sanguigna nel cuore e raffredda il calore del sangue, che può manifestarsi attraverso vomito misto a sangue o sudori notturni.

- Dolore al cuore, dolore lancinante al cuore
- Improvvisa perdita della voce
- Palpitazioni

- Sangue dal naso
- Sudori notturni
- Vomito misto a sangue

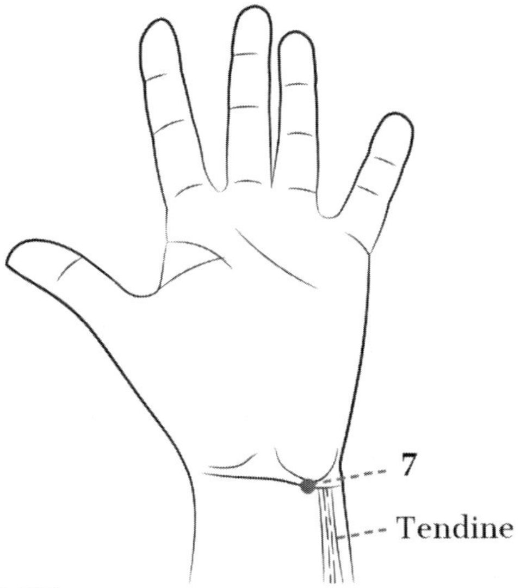

Cuore

Cuore 7
Situato nella piega del polso, sul lato radiale del muscolo flessore ulnare del tendine carpale. Potrebbero esserci due pieghe del polso e alcune persone possono averne tre. Questo punto è situato al livello della piega più larga.

Funzioni e impieghi frequenti

- Ansia
- Aritmia cardiaca
- Calma la mente
- Insonnia
- Irritabilità
- Memoria
- Palpitazioni
- Psicosi maniaco-depressiva
- Regolarizza e rafforza il cuore
- Sensazione di "cuore in gola"

Cuore 7 è uno dei punti più importanti sul corpo, soprattutto per trattare l'ansia e l'insonnia. È un punto calmante. La digitopressione è efficace su questo punto: si possono usare sia le unghie che dei cerotti magnetici. Tratta anche i disturbi causati dallo squilibrio del cuore, come per esempio scarsa memoria, irritabilità e maniacalità.

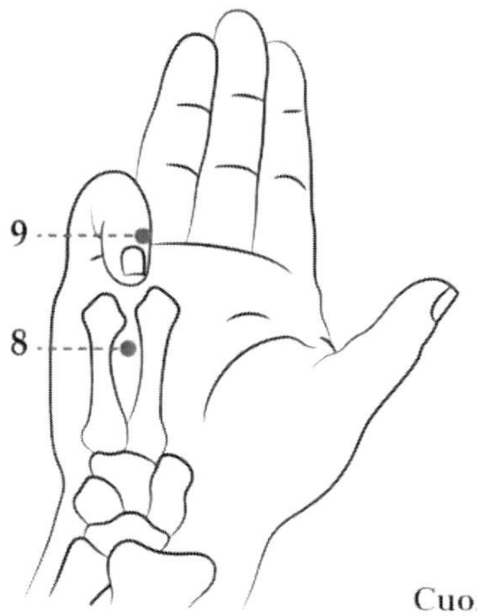

Cuore

Cuore 8
Situato tra il quarto e il quinto osso del metacarpo. Occorre localizzare questo punto, stringendo la mano a pugno: si trova dove il mignolo tocca il palmo.

Funzioni e impieghi frequenti
Cuore 8 calma la mente e regolarizza il cuore. Può essere usato per trattare le palpitazioni e il fuoco di cuore. Quest'ultimo è una sindrome che causa un'irritabilità estrema e, spesso, l'insonnia.

Cuore 9
Situato 1 cun sotto all'angolo dell'unghia del mignolo.

Funzioni e impieghi frequenti
Fa riprendere i sensi, regolarizza il cuore e calma la mente. Può essere usato per trattare il "cuore in gola" e il mal di cuore, sebbene Cuore 9 non sia molto usato.

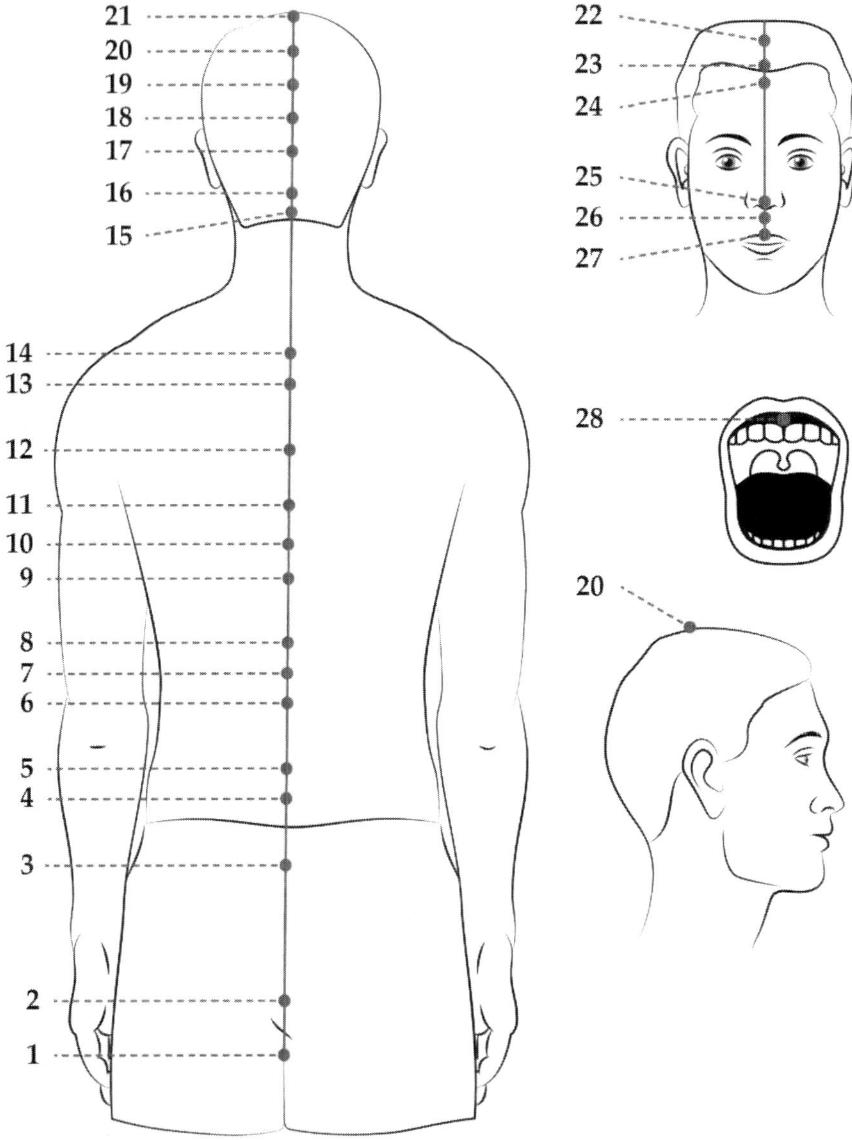

Meridiano Du – Vaso Governatore

Il meridiano Du è il nome cinese per il meridiano che scorre lungo la colonna vertebrale. È anche chiamato Vaso Governatore. Si preferisce, però, il suo nome cinese, come avviene in questo libro.

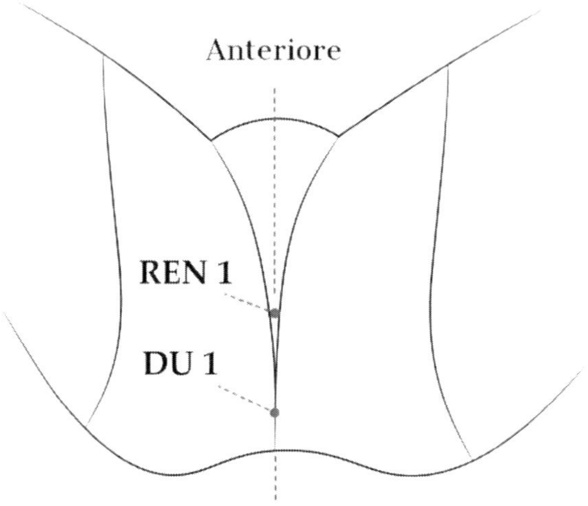

Du

Du 1
Localizzato sulla linea mediana (colonna vertebrale) a metà strada tra la punta del coccige (osso sacro) e l'ano.

Funzioni e impieghi frequenti
Tratta le emorroidi, il prolasso del retto e il dolore alla base della schiena. Questo punto può essere usato in casi di emergenza quando non si è in grado di urinare o in caso di ritenzione urinaria.

Du 2
Situato sullo iato sacrale, che è una fessura sull'osso sacro.

Funzioni e impieghi frequenti
Allevia il dolore alla base della schiena, l'atrofia alla gamba e le emorroidi.

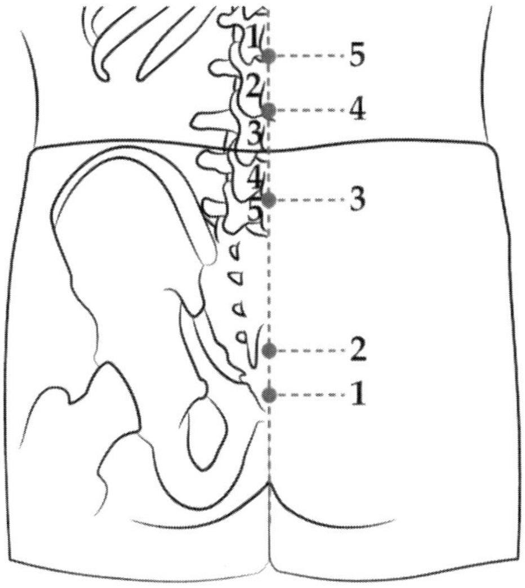

Du

Du 3
Sotto il processo spinoso della quarta vertebra lombare.

Funzioni e impieghi frequenti
Rafforza i reni e allevia il dolore alla base della schiena e alla gamba.

Du 4
Sotto il processo spinoso della seconda vertebra lombare.

Funzioni e impieghi frequenti
Rafforza i reni, allevia il dolore alla base della schiena, l'incontinenza, i disturbi del rene, come per esempio la nefrite. È usato spesso per trattare il dolore alla base della schiena.

Du 5
Sotto il processo spinoso della prima vertebra lombare.

Funzioni e impieghi frequenti
Allevia il dolore alla base della schiena.

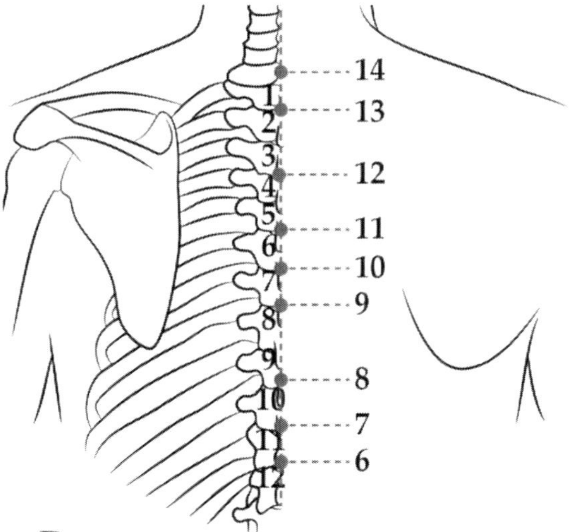

Du

Du 6
Sotto il processo spinoso dell'undicesima vertebra toracica.

Funzioni e impieghi frequenti
Allevia il dolore alla base della schiena.

Du 7
Sotto il processo spinoso della decima vertebra toracica.

Funzioni e impieghi frequenti
Allevia il dolore e l'irrigidimento della base della schiena.

Du 8
Sotto il processo spinoso della nona vertebra toracica.

Funzioni e impieghi frequenti
Allevia l'irrigidimento della base della schiena e l'epilessia.

Du 9
Sotto il processo spinoso della settima vertebra toracica.

Funzioni e impieghi frequenti
Regolarizza il fegato e la cistifellea per trattare disturbi come l'itterizia e i calcoli biliari. Allevia il dolore e l'irrigidimento della schiena. Migliora la circolazione nel petto.

Du 10
Sotto il processo spinoso della sesta vertebra toracica.

Funzioni e impieghi frequenti
Regolarizza e apre la circolazione nel petto per alleviare la tosse e l'asma. Allevia il dolore e l'irrigidimento del collo e della schiena.

Du 11
Sotto il processo spinoso della quinta vertebra toracica.

Funzioni e impieghi frequenti
Fortifica il cuore e calma la mente.

Du 12
Sotto il processo spinoso della terza vertebra toracica.

Funzioni e impieghi frequenti
Regolarizza i polmoni e il cuore, calma la mente. Apre la circolazione nel petto e può essere usato per l'asma, la bronchite, la tosse e la pertosse.

Du 13
Sotto il processo spinoso della prima vertebra toracica.

Funzioni e impieghi frequenti
Rafforza il sistema immunitario, regolarizza i polmoni e disperde il calore (infiammazione) nei polmoni. Agisce sul raffreddore e sull'influenza e sull'irrigidimento del collo.

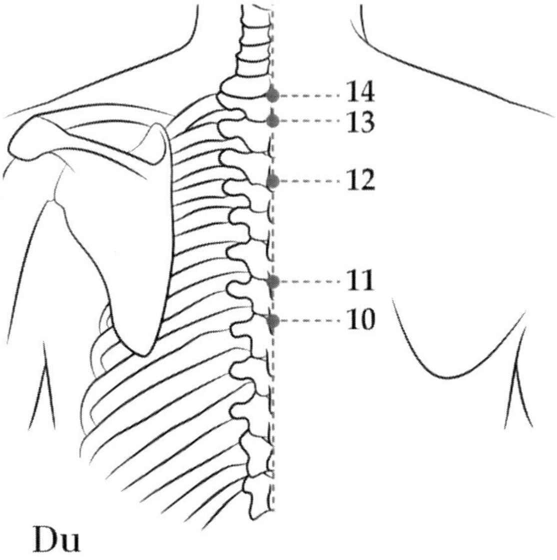

Du 14
Sotto il processo spinoso della settima vertebra cervicale.

Funzioni e impieghi frequenti

- Calma la mente
- Dolore alla schiena
- Irrigidimento della colonna vertebrale nella parte alta della schiena e nel collo
- Libera il cervello
- Raffreddori e influenza

Questo punto allevia il calore al polmone (infiammazione). Allevia la cervicale. Aiuta anche a trattare la tubercolosi, l'enfisema e l'orticaria.

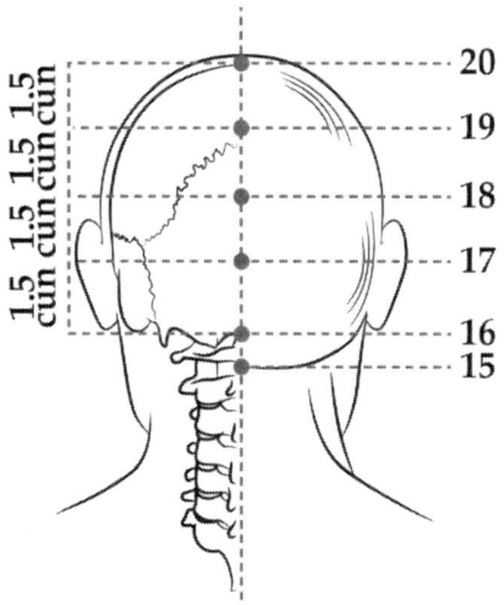

Du

Du 15

Mezzo cun sopra l'attaccatura posteriore dei capelli, sotto il processo spinoso della prima vertebra cervicale. È posizionato dalla parte opposta rispetto alla radice della lingua.

Funzioni e impieghi frequenti

Offre benefici alla lingua. Può essere utilizzato per agire sull'incapacità di parlare dopo un ictus, l'irrigidimento della lingua e il dolore al collo.

Du 16

Situato 1 cun sopra l'attaccatura posteriore dei capelli, nella depressione dietro la POE o protuberanza occipitale esterna. In altre parole, sul retro della testa c'è una piccola area ossea che sembra un nodo, questa è la POE.

Funzioni e impieghi frequenti

Allevia il dolore e l'irrigidimento del collo.

Du 17

Situato 1,5 cun sopra Du 16, sopra la POE o protuberanza occipitale esterna.

Funzioni e impieghi frequenti

Questo punto è chiamato "finestra del cervello". Libera il cervello e offre effetti benefici agli occhi. È usato anche per trattare la vista offuscata e l'acufene.

Du 18

Situato 1,5 cun sopra Du 17, a metà strada tra Du 16 e Du 20.

Funzioni e impieghi frequenti

Allevia il dolore per dare sollievo al mal di testa e calma la mente.

Du 19

Localizzato 1,5 cun sopra Du 18.

Funzioni e impieghi frequenti

Allevia il dolore e calma la mente.

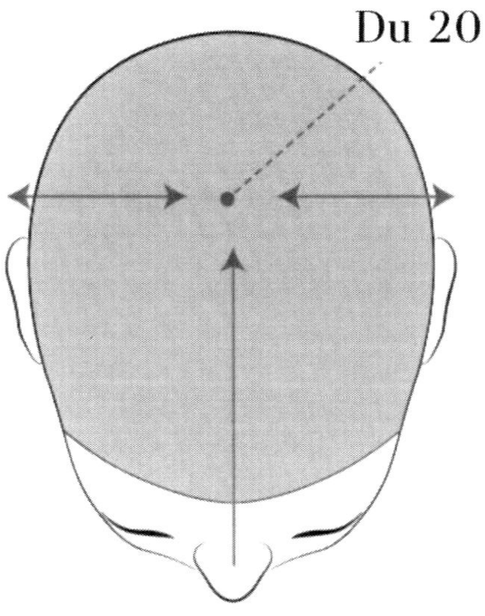

Come individuare Du 20

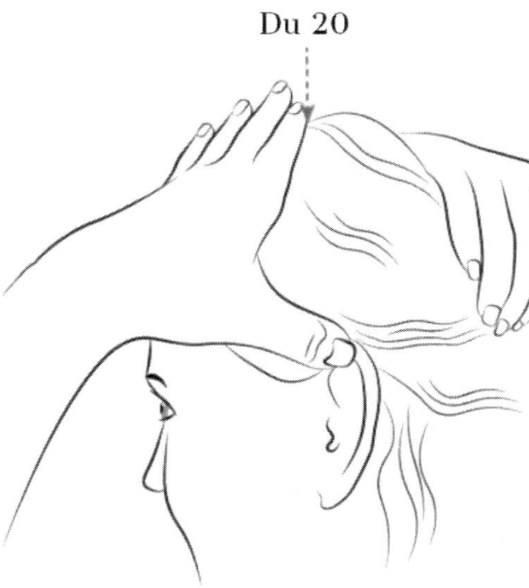

Du 20

Situato 7 cun sopra l'attaccatura posteriore dei capelli. Si possono usare le mani per localizzare questo punto. Occorre posizionare la punta dei pollici sopra le orecchie e le punte delle dita si incontreranno sul capo nella zona dove è situato approssimativamente Du 20. Si sente una leggera rientranza in questo punto.

Funzioni e impieghi frequenti

- Apre le cavità nasali quando sono ostruite
- Calma la mente
- Fa aumentare e fa calare l'energia quando occorre, regolando la circolazione
- Fa riprendere i sensi
- Insonnia
- Migliora la concentrazione
- Migliora la memoria
- Offre benefici alla testa e al cervello

- Prolasso dell'utero e del retto
- Ripristina lo Yang collassato

Questo punto può essere usato per agire sul prolasso del retto, così come sul prolasso uterino. Migliora la memoria aumentato il flusso sanguigno al cervello. Apre il cavo nasale per agire sulle ostruzioni nasali, che possono causare mal di testa da sinusite. Lo Yang collassa quando il corpo è così debole, che una persona sviene o perde i sensi.

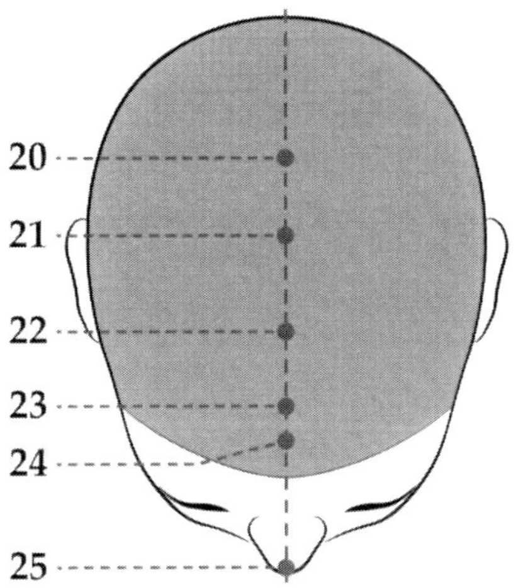

Du

Du 21
Situato 1,5 cun davanti a Du 20.

Funzioni e impieghi frequenti
Può essere usato per agire sulla vista offuscata e sulla secrezione nasale.

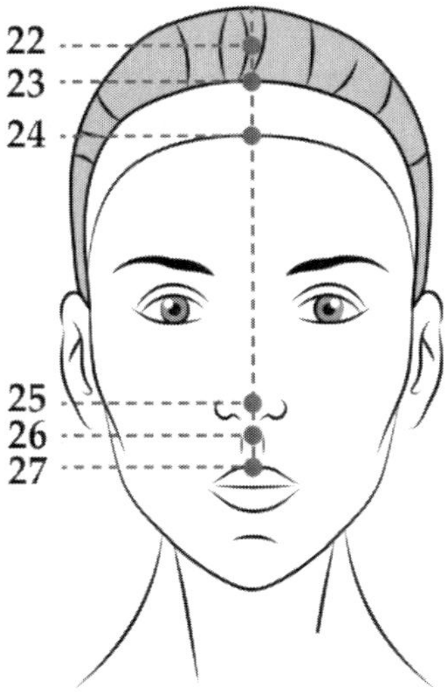

Du

Du 22
Situato 3 cun davanti a Du20.

Funzioni e impieghi frequenti
Offre benefici al naso per agire sulla congestione sinusale e la secrezione nasale.

Du 23
Situato 1 cun sopra l'attaccatura anteriore dei capelli.

Funzioni e impieghi frequenti
Apre il naso per alleviare le ostruzioni nasali, le infiammazioni sinusali, i polipi nasali e l'incapacità di percepire i cattivi odori. Allevia anche il dolore agli occhi e la miopia.

Du 24
Situato 5 cun sopra l'attaccatura anteriore dei capelli.

Funzioni e impieghi frequenti
Calma la mente, tratta la secrezione nasale. Secondo Giovanni Maciocia stimola anche la memoria.

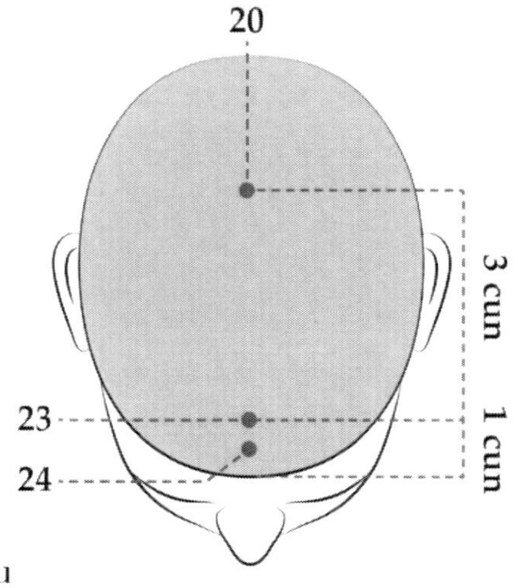

Du

Du 25
Sulla punta del naso.

Funzioni e impieghi frequenti
Offre benefici al naso e fa riprendere i sensi.

Du 26
Sopra il labbro superiore, sulla linea mediana. Occorre dividere la distanza fra la parte alta del labbro superiore e il bordo del naso in tre parti. Il punto è situato nella parte più vicina al naso

Funzioni e impieghi frequenti

- Apre le vie nasali, agisce sull'incapacità di distinguere gli odori
- Calma la mente
- Coma
- Dolori acuti alla base della schiena.
- Punto di rianimazione, fa riprendere i sensi
- Regolarizza la colonna vertebrale
- Sangue dal naso
- Spasmi muscolari
- Mascella bloccata

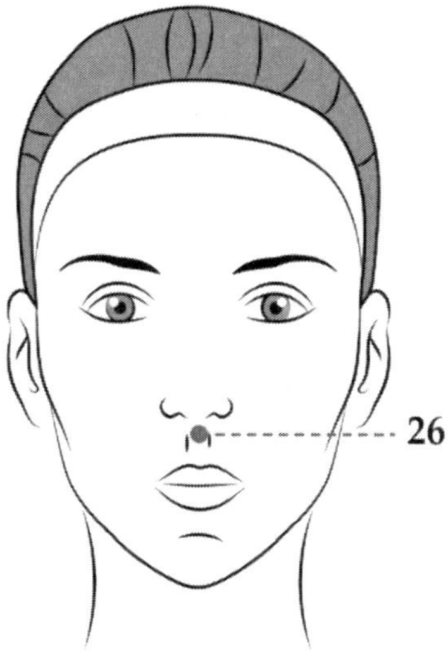

Du

Du 26 può essere usato per trattare qualcuno dopo un ictus o un attacco epilettico. Rafforza la schiena per alleviare il mal di schiena. Può essere utilizzato anche per aprire le vie nasali, in modo da alleviare un'ostruzione sinusale e la rinorrea (naso gocciolante). Questo punto è il più importante per far riprendere i sensi dopo uno svenimento o un ictus. Può anche aiutare a prevenire uno svenimento. Se si usa la digitopressione, per farlo al meglio, occorre premere con forza, in senso ascendente, usando le unghie delle dita o la punta del pollice.

Du 27

Situato sul margine superiore del labbro superiore. Siccome Du 27 e Du 28 non sono usati frequentemente, non ho incluso un'immagine più specifica per essi. È possibile vederne la localizzazione sull'immagine dell'intero meridiano.

Funzioni e impieghi frequenti

Questo punto non è usato frequentemente. È citato per il trattamento di labbra rigide e di sangue dal naso.

Du 28

Du 28 è situato dentro la bocca, sopra l'arcata superiore dei denti, nel punto in cui le gengive superiori incontrano la pelle del labbro superiore.

Funzioni e impieghi frequenti

Questo punto non è usato frequentemente. Può essere usato per alleviare disturbi gengivali.

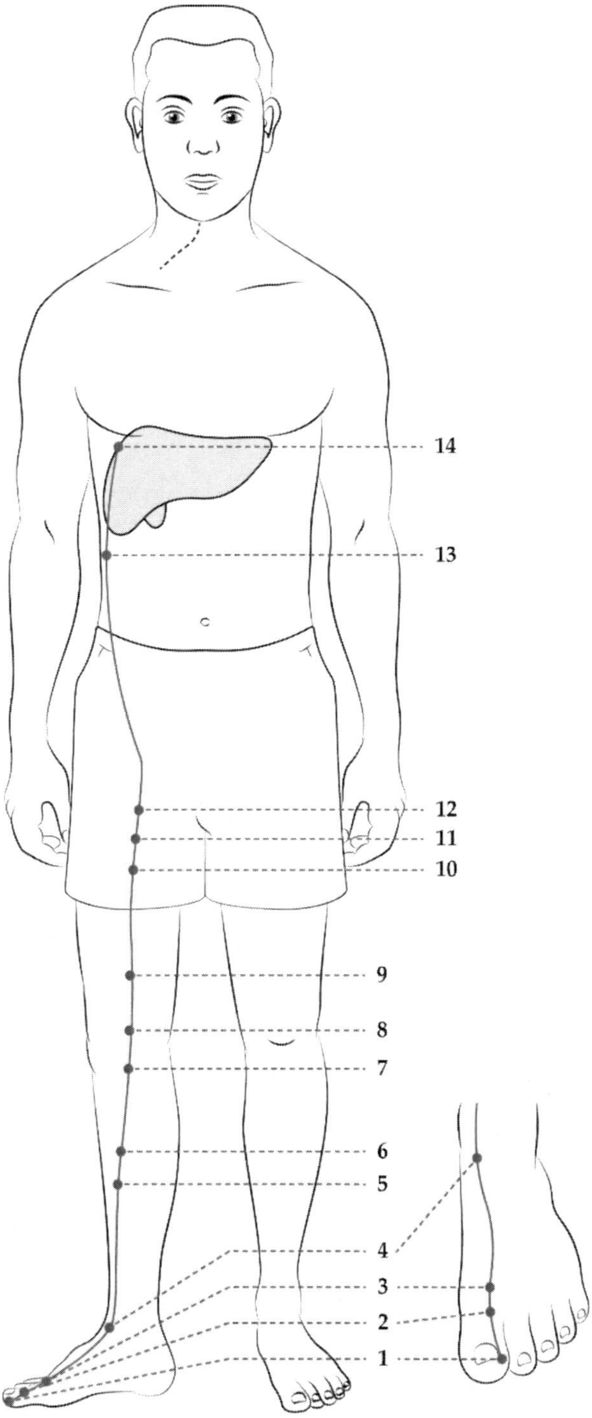

Meridiano del Fegato

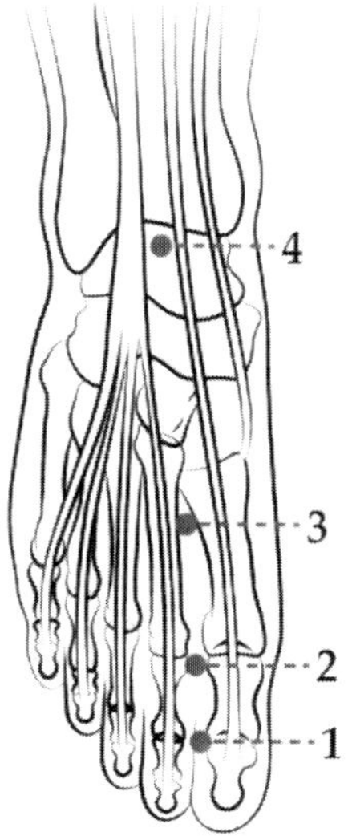

Fegato

Fegato 1
Nella zona laterale dell'alluce, 2 cun dall'angolo dell'unghia.

Funzioni e impieghi frequenti
Regolarizza il fegato. Può essere usato per il gonfiore genitale, mestruazioni irregolari ed ernia inguinale. Frena il sangue, il che significa che può essere usato per tutti i tipi di sanguinamento uterino anomalo, così come per il sangue nelle urine o nelle feci.

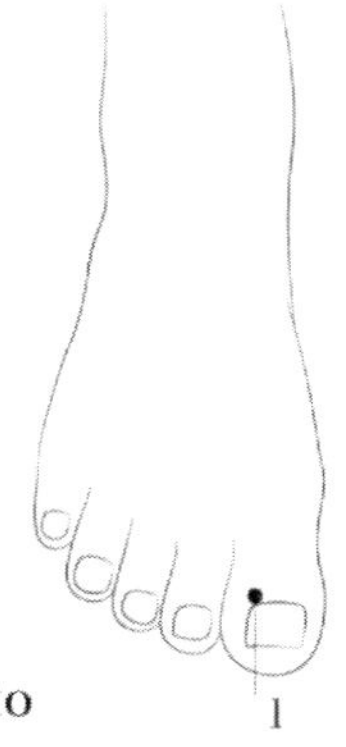

Fegato

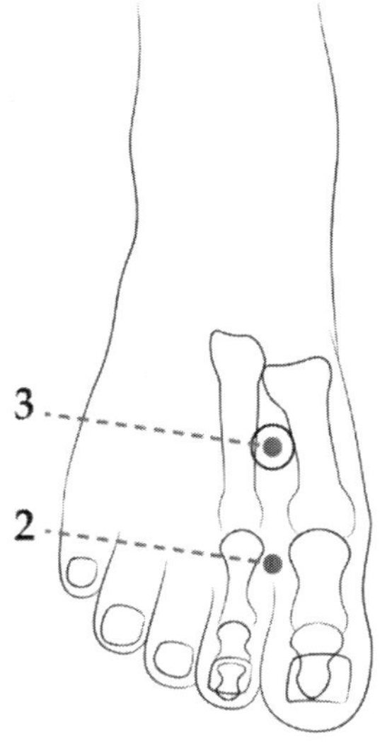

Fegato

Fegato 2
Tra l'alluce e il secondo dito del piede, nel margine delle pieghe delle dita.

Funzioni e impieghi frequenti

- Acufene
- Attacco epilettico
- Capogiri
- Convulsioni
- Tratta il calore umido nel basso ventre, che può essere la manifestazione di molte cose, inclusa un'infezione delle vie urinarie
- Allevia la depressione causata da disturbi al fegato
- Dolori genitali
- Elimina il fuoco di fegato
- Epatite
- Ernia
- Ferma il sanguinamento dovuto a sindromi provocate dal calore
- Grande irritabilità, accompagnata dalla sensazione di calore sul volto.

- Insonnia
- Ipertensione
- Itterizia
- Mal di testa
- Problemi mestruali, inclusi i dolori
- Regolarizza il Qi del fegato
- Sangue dal naso
- Sanguinamento urinario anomalo causato dal fuoco che è un calore estremo
- Sottomette lo Yang del fegato

Fegato 2 è un punto fondamentale per alleviare i sintomi del fuoco di fegato e del calore nel sangue. Occorre aver chiaro che alcuni di questi sintomi sono causati da altri squilibri. L'acufene, per esempio, può essere collegato ad una debolezza del rene. Una diagnosi completa deve essere fatta per tutti i sintomi.

Fegato 2 è un punto importante per l'irritabilità. Purifica vigorosamente il calore o il fuoco di fegato e allevia lo stress. Questo punto può essere combinato con Fegato 3. Tratta le emozioni: quando qualcuno è molto irritabile, il volto diventa arrossato o, quando qualcuno è irritato o stressato, prova una sensazione di calore nel volto. Se una persona "esplode" o è facilmente irritata, si può considerare l'utilizzo di questo punto. Fegato 2 e 3 sono usati per alleviare lo stress, che, secondo la medicina cinese, è causato molte volte da squilibri del fegato.

Fegato 3
Situato fra l'alluce e il secondo dito dei piedi, a circa 1,5 cun sopra le pieghe delle dita. Occorre sottolineare che la grandezza del piede determinata la lontananza di questo punto dalla piega delle dita. Si trova, quindi, nella depressione tra il primo e il secondo osso del metatarso (ossa dei piedi).

Per situare Fegato 3 è possibile far scorrere un dito dalla piega delle dita fino alle ossa del piede, fino a quando non si sentirà una piccola rientranza appena prima di raggiungere le ossa del piede. L'immagine mostra il punto cerchiandolo, in modo tale che si possa notare che Fegato 3 è situato in una piccola cavità sul piede.

Funzioni e impieghi frequenti

- Allevia lo stress
- Alta pressione sanguigna
- Calma l'innalzamento di Yang nel fegato
- Capogiri
- Patologie degli occhi
- Allevia la depressione causata dallo stress
- Emicranie
- Epatite
- Ernia
- Disturbi causati da un feto irrequieto, l'agopuntura aiuta a calmare il bambino nell'utero
- Insonnia
- Itterizia
- Mal di testa
- Mestruazioni irregolari
- Nausea
- Nausee mattutine
- Problemi di vista
- Prolasso uterino
- Regolarizza gli ormoni
- Regolarizza il Qi del fegato
- Regolarizza il sangue
- Rilassa l'intero corpo
- Sospiri frequenti
- Vertigini (punto principale)
- Vista offuscata
- Vomito

Molte persone hanno necessità di trattare Fegato 3. Allevia lo stress ed è molto rilassante. Agisce su tutte le patologie che, secondo la medicina cinese, hanno origine dal fegato. Allevia le emicranie e aiuta ad alleviare la tensione muscolare. La digitopressione è efficace su questo punto. Un cerotto magnetico può essere applicato secondo necessità. Bisogna ricordarsi di rimuovere il cerotto magnetico dopo otto ore o il punto non risponderà che temporaneamente al trattamento.

Lo Yang del fegato è spesso equiparato all'alta pressione sanguigna. Lo stress influenza il fegato, arrivando poi fino alla testa. Controllare la rabbia e l'alta pressione sanguigna sono misure importanti per prevenire gli ictus. L'agopuntura allevia lo stress e la rabbia.

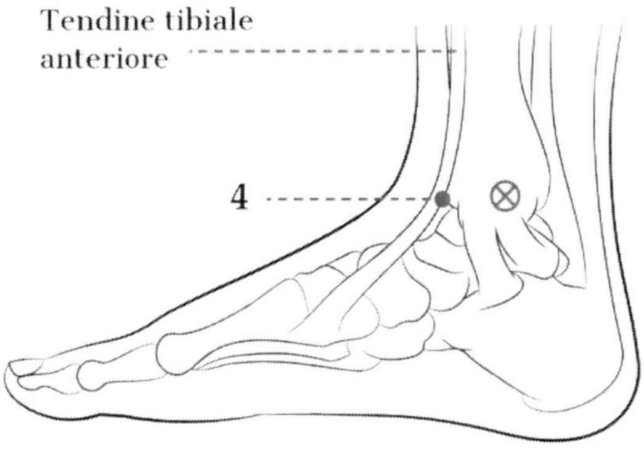

Fegato

Fegato 4
Situato 1 cun davanti al malleolo mediale (l'osso della caviglia sul lato interno della gamba). Situato nella depressione della zona mediale del tendine tibiale anteriore.

Funzioni e impieghi frequenti
Regolarizza il Qi del fegato e diminuisce il calore nel fegato e nella cistifellea. Può essere usato per l'itterizia e il dolore genitale.

Fegato 5

Situato 5 cun sopra la punta del malleolo mediale, vicino al bordo mediale posteriore della tibia.

Funzioni e impieghi frequenti

Regolarizza il fegato e disperde il calore umido. Può essere usato per alleviare disturbi come l'ernia e i problemi mestruali.

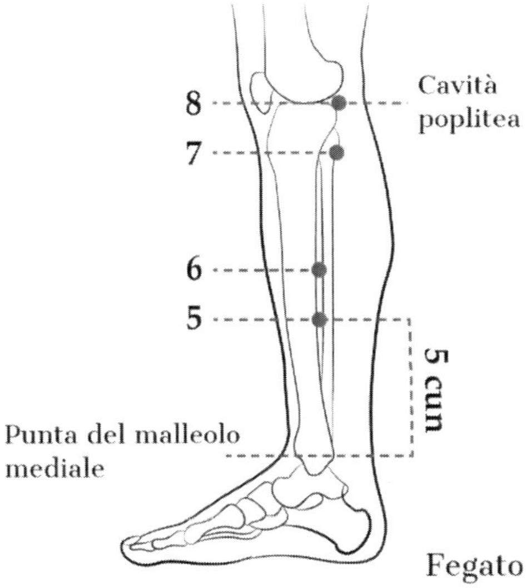

Fegato 6

Situato 7 cun sopra la punta del malleolo mediale, vicino al bordo mediale della tibia.

Funzioni e impieghi frequenti

Regolarizza il Qi del fegato.

Fegato 7

Localizzato dietro e sotto il condilo mediale della tibia, nella porzione superiore della testa mediale del muscolo gastrocnemio.

Funzioni e impieghi frequenti

Può essere usato per il dolore al ginocchio

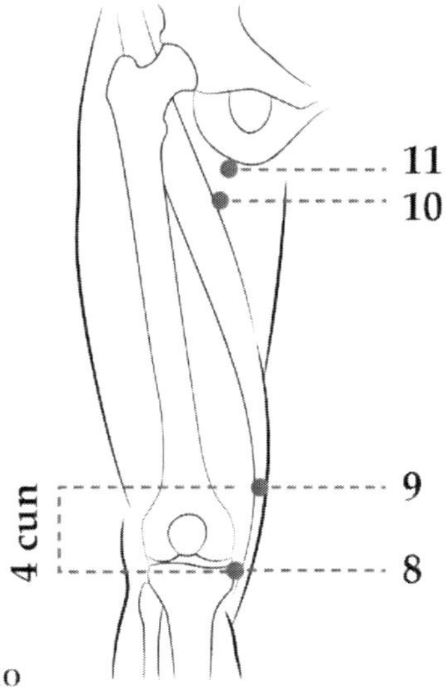

Fegato

Fegato 8
Da individuare con il ginocchio piegato, si trova nella depressione alla fine della cavità poplitea (piega del ginocchio).

Funzioni e impieghi frequenti
Disperde il calore umido della parte inferiore del corpo, offre benefici all'utero e regolarizza le mestruazioni.

Fegato 9
Situato 4 cun sopra l'epicondilo mediale del femore.

Funzioni e impieghi frequenti
Regolarizza le mestruazioni

Fegato 10
Situato 3 cun sotto Stomaco 30, sul bordo laterale del muscolo adduttore lungo.

Funzioni e impieghi frequenti
Agisce sulla distensione addominale, sul prolasso uterino e sui dolori testicolari.

Fegato 11

Situato 2 cun sotto Stomaco 30, sul bordo laterale del muscolo adduttore lungo.

Funzioni e impieghi frequenti

Porta benefici all'utero, ma non è frequentemente usato.

Fegato 12

Situato sotto e lateralmente alla sinfisi pubica, 5 cun a lato del meridiano Ren, nel legamento inguinale. Occorre far riferimento all'immagine principale per localizzarlo. Il punto si trova nell'area pubica e non è molto usato.

Funzioni e impieghi frequenti

Questo punto può essere usato per problemi genitali, ma non è frequentemente utilizzato.

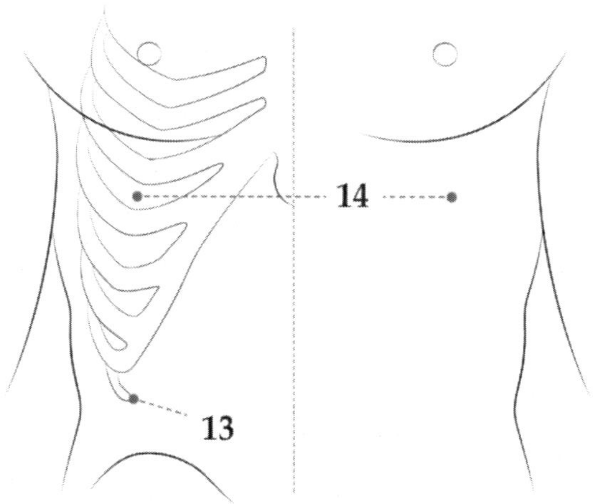

Fegato

Fegato 13
Sulla parte laterale dell'addome, sotto l'estremità libera dell'undicesima costola mobile.

Funzioni e impieghi frequenti
Regolarizza il fegato e migliora la digestione.

Fegato 14
Direttamente sotto il capezzolo, nel sesto spazio intercostale.

Funzioni e impieghi frequenti
Regolarizza il fegato e la cistifellea. Può essere usato per trattare l'epatite, la pancreatite e altri disturbi del fegato.

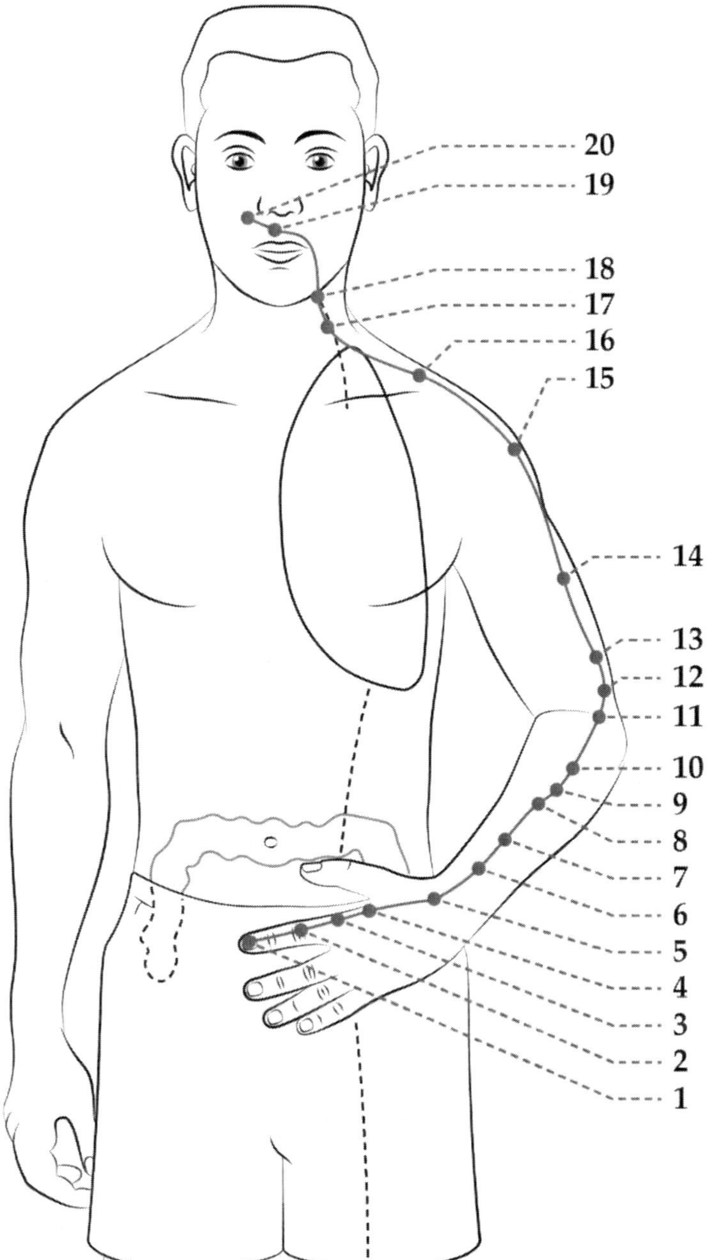

Meridiano dell'Intestino Crasso

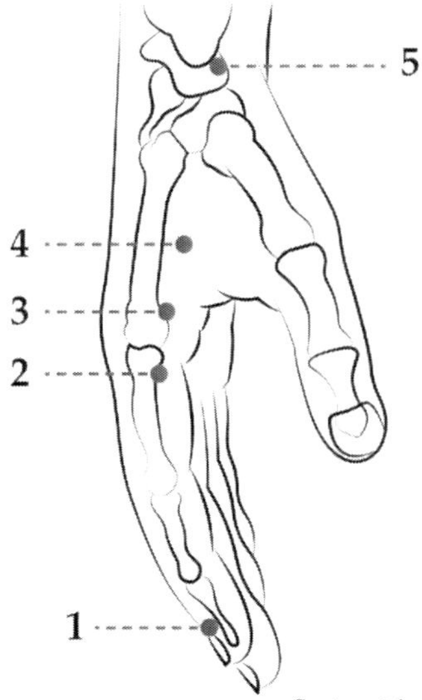

Intestino crasso

Intestino crasso 1
Sul lato radiale del dito indice, circa 1 cun dietro l'angolo dell'unghia.

Funzioni e impieghi frequenti
Fa riprendere i sensi e allevia il mal di gola, rendendo umida la gola. Può essere usato per alleviare il mal di denti, le infiammazioni alla gola e la tonsillite

Intestino crasso 2
Sul lato radiale del dito indice, distale dalla giuntura metacarpo-falangea, dove si congiungono la pelle rossa e bianca. La pelle rossa e bianca è situata appena sotto l'osso. Il punto viene localizzato con il dito leggermente piegato.

Funzioni e impieghi frequenti
Agisce sul raffreddore e sull'influenza, sulla paralisi facciale, sulla nevralgia del trigemino, sul mal di testa, sulla deviazione dell'occhio e della bocca, sul mal di denti e sulle infiammazioni della gola.

Intestino crasso 3

Sul lato radiale dell'indice. Per individuarlo occorre stringere la mano a pugno, senza serrare troppo; il punto si trova approssimativamente nella depressione in prossimità della testa del secondo osso metacarpale.

Funzioni e impieghi frequenti

Agisce sul raffreddore e sull'influenza, sulla nevralgia del trigemino, sul mal di denti, sulle tonsilliti e sulla gola infiammata. Allevia l'irrigidimento e il dolore improvviso del collo. Alcune fonti lo indicano come un punto molto efficace per la maggior parte dei mal di testa. Io combino Intestino crasso 3 e 4 per trattare il mal di testa con la digitopressione.

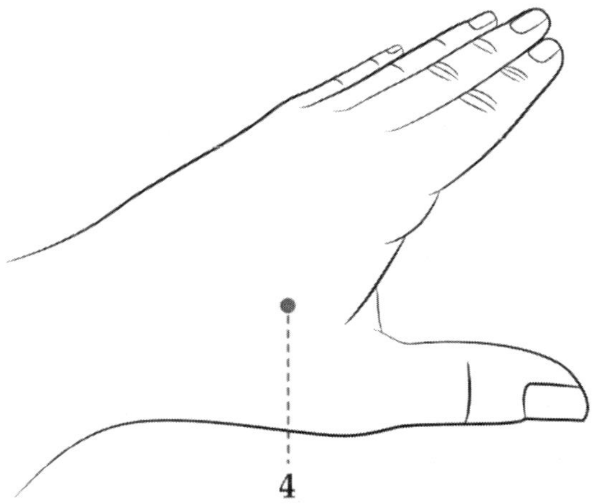

Intestino crasso

Intestino crasso 4

Tra il primo e il secondo osso metacarpale, nel mezzo del secondo osso metacarpale, sul lato radiale.

Funzioni e impieghi frequenti

- Allergie
- Congestioni sinusali

- Stitichezza
- Ha effetti benefici per gli occhi, il naso, la bocca e le orecchie
- Dolore al braccio
- Dolore alla mano
- Induce il parto (non dovrebbe essere usato durante la gravidanza)
- Infezioni alle orecchie
- Infiammazione alla gola
- Mal di denti, mandibola inferiore
- Mal di testa
- Orticaria
- Raffreddore e influenza
- Regolarizza i polmoni
- Regolarizza il sistema immunitario
- Regolarizza il sudore
- Regolarizza il volto – può agire su tutti i disturbi del volto
- Sangue dal naso
- Sordità

Questo è uno dei punti più usati del corpo. È utilizzato per dare sollievo a qualsiasi problema del capo. È spesso combinato con Fegato 3 per rilassare fortemente il corpo, per bilanciare la circolazione dell'energia e per alleviare il dolore in ogni parte del corpo. Questo trattamento è chiamato "quattro porte".

Intestino crasso 4 è indispensabile per avere effetti benefici sulle allergie, il raffreddore e l'influenza. Lo si può combinare con Intestino crasso 11, Stomaco 36 e Stomaco 40. Va trattato ogni due ore. Stimola il sistema immunitario in modo tale che il corpo può espellere i virus. Agisce sulle allergie regolarizzando e rafforzando il sistema immunitario, in modo tale che il corpo non reagisca in maniera eccessiva. Questo punto è quello che va scelto per primo nell' usare la digitopressione per alleviare il mal di testa. La digitopressione è molto efficace su questo punto.

Intestino crasso 5
Sul polso dal lato del pollice, tra i tendini del muscolo estensore lungo e del muscolo estensore breve del pollice. Da localizzare con il pollice inclinato verso l'alto.

Funzioni e impieghi frequenti
Agisce sui raffreddori e sull'influenza, allevia l'orticaria, il mal di denti, le infiammazioni della gola, il dolore al polso e calma la mente.

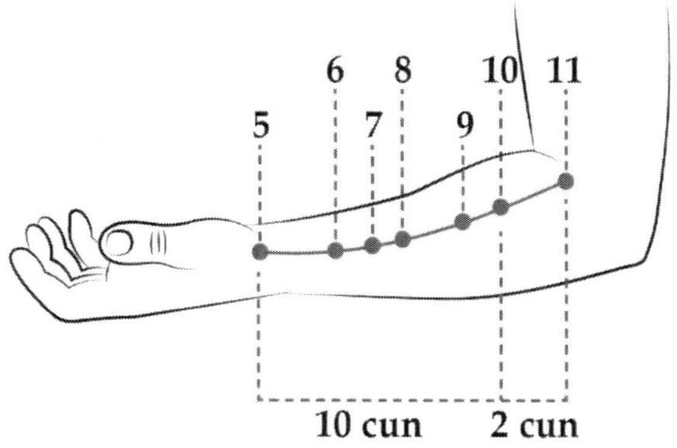

Intestino crasso

Intestino crasso 6
Situato 3 cun da Intestino Crasso 5, sulla linea che connette Intestino crasso 5 e Intestino crasso 11.

Funzioni e impieghi frequenti
Disperde il calore (infiammazione). Può essere usato per agire sull'acufene, sulla paralisi facciale e sulle tonsilliti.

Intestino crasso 7
Situato 5 cun sopra Intestino crasso 5, sulla linea che collega Intestino crasso 5 e Intestino crasso 11.

Funzioni e impieghi frequenti

Regolarizza l'intestino crasso. Allevia i dolori e le distensioni addominali, l'eruttazione, il mal di testa e le infiammazioni alla gola.

Intestino crasso 8

Situato 8 cun sopra Intestino crasso 5, sulla linea che collega Intestino crasso 5 e Intestino crasso 11.

Funzioni e impieghi frequenti

Regolarizza l'intestino tenue. Può essere usato per alleviare dolori addominali, mal di testa e dolore al gomito.

Intestino crasso 9

Situato 3 cun sotto Intestino crasso 11, sulla linea che collega Intestino crasso 5 e Intestino crasso 11.

Funzioni e impieghi frequenti

Regolarizza l'intestino crasso. Può essere usato per agire sulle spalle e per alleviare il dolore al gomito.

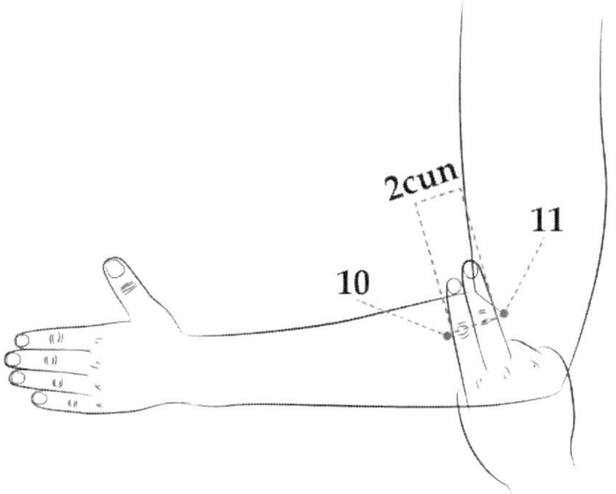

Intestino crasso

Intestino crasso 10
Situato 2 cun da Intestino crasso 11, sulla linea che connette Intestino crasso 5 e Intestino crasso 11.

Funzioni e impieghi frequenti

- Atrofia del braccio
- Agisce sulla paralisi alle braccia dopo un ictus, stimolando con forza la circolazione nel meridiano dell'Intestino crasso
- Dolore al braccio
- Dolore alle spalle
- Emiplegia
- Indigestione
- Mal di denti
- Regolarizza l'intestino
- Regolarizza lo stomaco

Intestino crasso 10 è frequentemente usato per migliorare la circolazione nel braccio. Può essere combinato con altri punti del meridiano, come Intestino crasso 4, Intestino crasso 11 e Intestino crasso 15, per ripristinare il normale flusso sanguigno nel braccio. Combinare più punti su un meridiano è una pratica comune per ripristinare la circolazione. Usare un unico punto non è spesso sufficiente per risolvere il problema. Una forte stimolazione di questo punto può provocare un calore percepibile alle mani, se sono fredde o se la circolazione è compromessa.

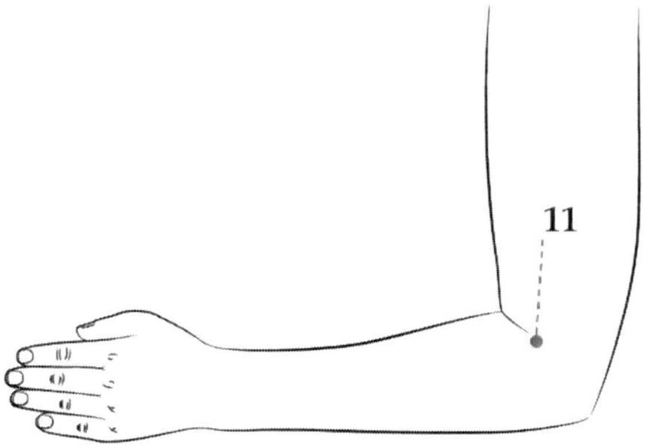

Intestino crasso

Intestino crasso 11
Situato a metà strada tra la piega del gomito e il gomito. Va localizzato con il braccio piegato, come mostrato nell'immagine.

Funzioni e impieghi frequenti

- Allergie
- Alta pressione sanguigna
- Atrofia del braccio dopo ictus, combinato con Intestino crasso 4, 10 e 15
- Stitichezza – regolarizza e rende umido l'intestino crasso
- Dolore al braccio
- Dolore al gomito
- Dolore al meridiano dell'Intestino crasso
- Dolore alla spalla
- Eczema
- Eritemi
- Fuoco di Sant'Antonio
- Infiammazioni della gola
- Insolazione
- Intorpidimento del braccio

- Irrigidimento della spalla
- Orticaria
- Prurito
- Psoriasi
- Qualsiasi patologia della pelle
- Rafforza il sistema immunitario
- Raffreddo e influenza
- Regolarizza i polmoni
- Riduce la febbre

Note cliniche

Noterete dalla lunghezza dell'elenco che Intestino crasso 11 è un punto principale. Disperde il calore generato da molte cause: ha effetti benefici, infatti, per i disturbi della pelle causati dal calore (infiammazioni cutanee). È combinato con Intestino crasso 4, Stomaco 36 e Stomaco 40 per porre rimedio ai raffreddori e all'influenza. È combinato con Intestino crasso 4 per agire sulle allergie. È combinano con Intestino crasso 4, Milza 6 e Fegato 3 per agire sulle allergie al cibo. Questa combinazione di punti aiuta a bilanciare il sistema immunitario in modo tale che smetta di reagire in maniera eccessiva alle sostanze che generano allergia.

Una volta ho avuto una paziente molto malata, che rifiutava di vedere un medico. Era arrossata e molto calda e mostrava segni di delirio. Ho sospettato che fosse disidratata e incapace di essere razionale. Ho usato Intestino crasso 11 per ridurre velocemente la febbre e chiesto al marito di chiamare un'ambulanza.

Questo punto è molto efficace quando trattato con la digitopressione. Raccomando di usare il pollice per premere abbastanza a fondo, alla fine della piega del gomito.

Intestino crasso 11 è il punto più importante per la stitichezza. Può essere combinato con Stomaco 36 per regolarizzare l'intestino. Occorre premere su entrambi i gomiti allo stesso tempo o alternare i due, cinque minuti l'uno. Uso questo punto per trattare anche pazienti che hanno avuto un'operazione all'addome. Intestino crasso 11 regolarizza l'intestino, ripristinando il normale funzionamento del colon dopo un'operazione, che ha interrotto il normale funzionamento dell'intestino perché i nervi sono stati recisi.

Intestino crasso 11 è spesso usato in combinazione con altri punti sul braccio, come Intestino crasso 4, Intestino crasso 10 e Intestino crasso 15 per ripristinare il funzionamento del braccio dopo un ictus, dopo una frattura o un infortunio.

Questo punto può essere usato per alleviare i problemi intestinali nei bambini. Allevia rapidamente la stitichezza e l'irregolarità del funzionamento intestinale. I bambini rispondono rapidamente alla digitopressione.

Intestino crasso 12
Situato 1 cun sopra Intestino crasso 11.

Funzioni e impieghi frequenti
Può essere usato per alleviare il dolore al braccio e al gomito.

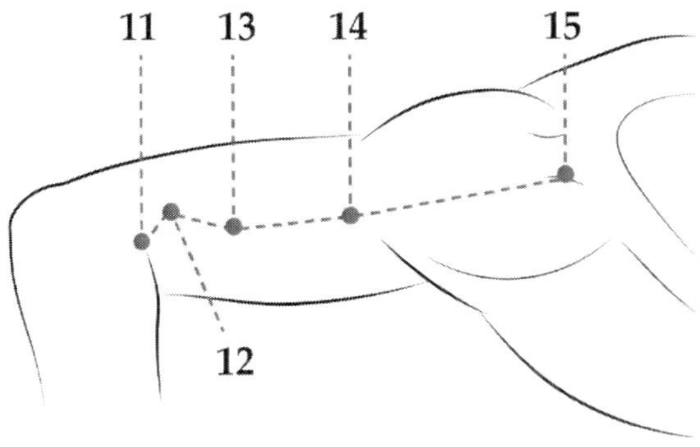

Intestino crasso

Intestino crasso 13
Situato 3 cun sopra Intestino crasso 11.

Funzioni e impieghi frequenti
Può essere usato per il dolore al braccio e al gomito.

Intestino crasso 14
Situato 7 cun sopra Intestino crasso 11.

Funzioni e impieghi frequenti
Può essere usato per alleviare il dolore alla spalla e al braccio. Inoltre, viene usato per disturbi agli occhi, quali la congiuntivite.

Intestino crasso 15
Situato davanti e sotto l'articolazione acromioclavicolare, che si trova dove l'osso della clavicola connette con la spalla, all'inizio del muscolo deltoide.

Funzioni e impieghi frequenti
Comunemente usato per alleviare il mal di spalla. Può essere usato in combinazione con Intestino crasso 4 e Intestino crasso 11 per alleviare il dolore o l'atrofia al braccio. Combinare Intestino crasso 4, 11 e 15 attiva il meridiano dell'Intestino crasso sul braccio, il che è realmente efficace per ripristinare il normale funzionamento del braccio. Può essere usato anche durante la convalescenza dopo un ictus.

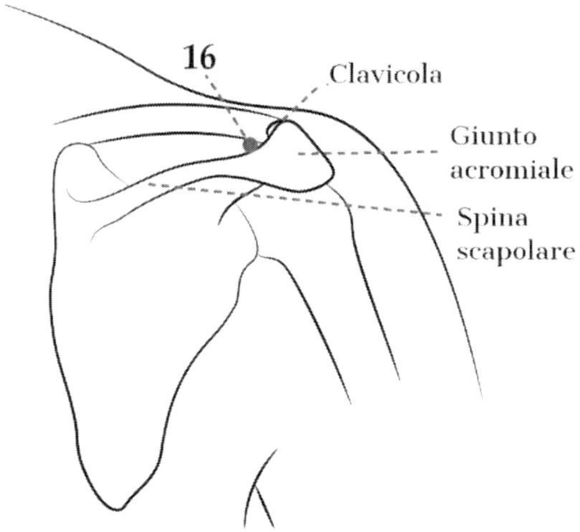

Intestino crasso

Intestino crasso 16
Situato sul retro della spalla, nella depressione tra l'estremità acromiale della clavicola e la spina scapolare.

Funzioni e impieghi frequenti
Può essere usato per alleviare il dolore alla spalla.

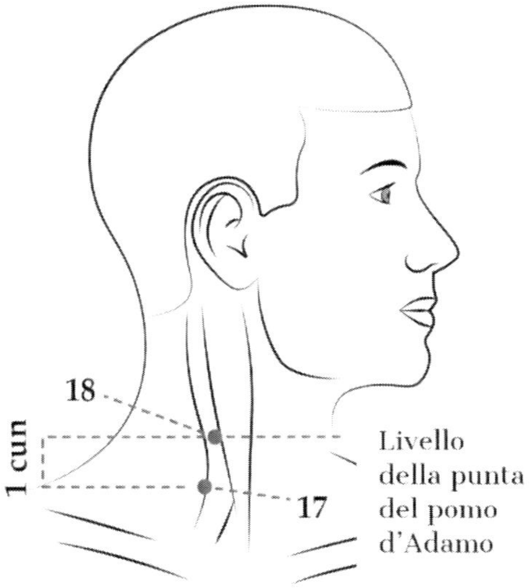

Intestino crasso

Intestino crasso 17
Sul lato del collo, 1 cun sopra il bordo posteriore del muscolo sternocleidomastoideo.

Funzioni e impieghi frequenti
Agisce sulla voce e la gola, sebbene sia raramente usato a causa della sua posizione.

Intestino crasso 18
Sul lato del collo, all'altezza della punta del pomo d'Adamo, tra la testa dello sterno e la testa clavicolare del muscolo sternocleidomastoideo.

Funzioni e impieghi frequenti
Agisce sulla voce e la gola, sebbene sia raramente usato a causa della sua posizione.

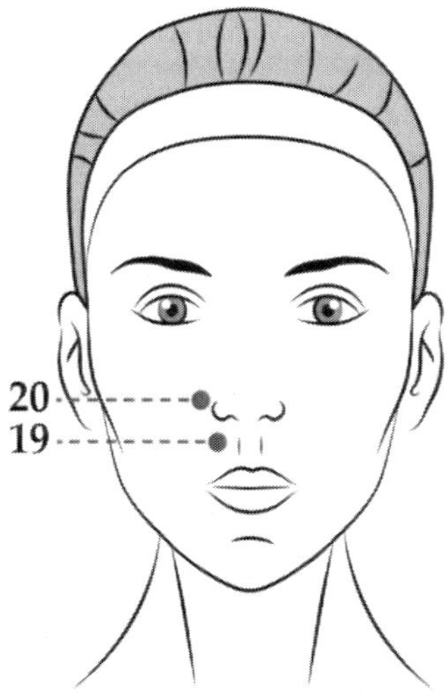

Intestino crasso

Intestino crasso 19
Situato sotto le narici, .5 cun a lato della linea mediana.

Funzioni e impieghi frequenti
Apre il naso per agire sulle congestioni sinusali e sull'incapacità di sentire gli odori. È anche indicato per agire sulla deviazione della bocca e la paralisi di Bell.

Intestino crasso 20
Situato sulla piega nasolabiale, all'altezza del punto mediano del bordo laterale della narice.

Funzioni e impieghi frequenti

- Apre il naso
- Deviazione della bocca (quando la bocca è storta a causa della paralisi di Bell o di altre condizioni nervose)
- Mal di testa legati alla sinusite
- Nevralgia del trigemino
- Perdita del senso dell'odorato
- Polipi al naso
- Sangue dal naso

Intestino crasso 20 apre il naso per alleviare la pressione sinusale e il mal di testa. Agisce sulla perdita del senso dell'odorato, aprendo le cavità nasali e ripristinando la normale circolazione. La deviazione della bocca e la nevralgia del trigemino sono trattate grazie agli effetti che questo punto ha sui nervi locali. Come in ogni agopuntura, il sano funzionamento dei nervi e della circolazione sono ripristinati, riuscendo, quindi, a trattare diversi problemi nell'area considerata.

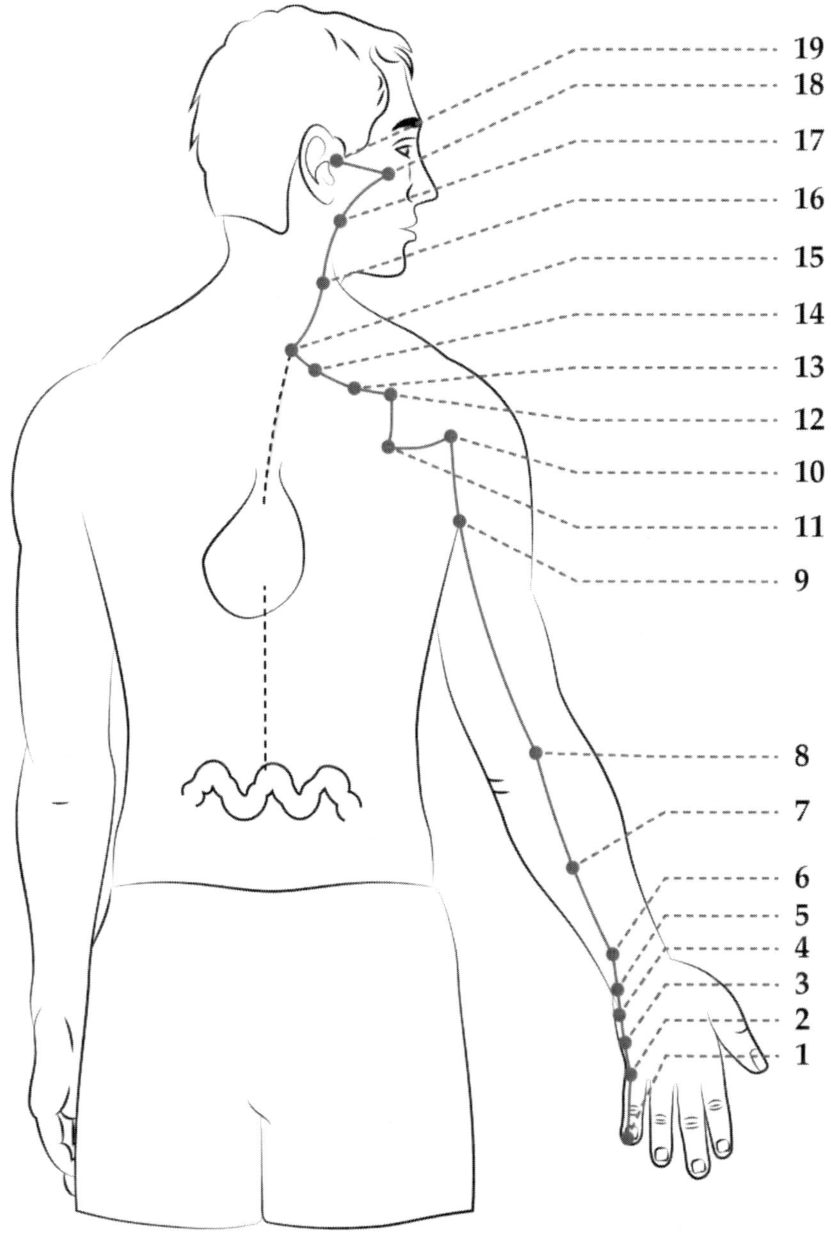

Meridiano dell'Intestino Tenue

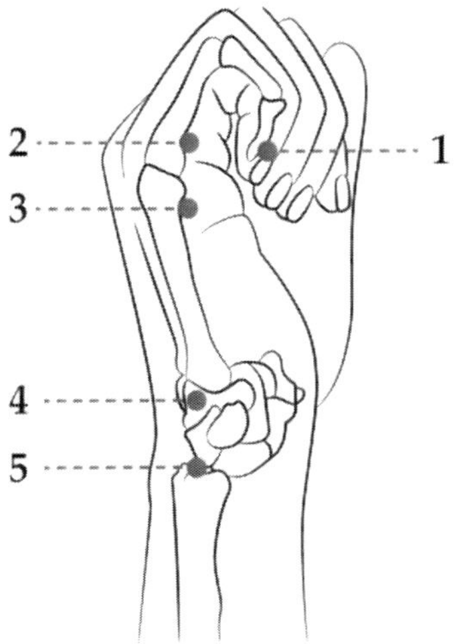

Intestino tenue

Intestino tenue 1
Sul lato ulnare del mignolo, 1 cun dall'angolo dell'unghia.

Funzioni e impieghi frequenti
Questo punto può essere usato per facilitare l'allattamento, agire sugli ascessi al seno e sulla mastite. Può anche agire sulla perdita dei sensi dopo un ictus.

Intestino tenue 2
Sulla quinta articolazione metacarpo-falangea (nocca), da individuare con la mano stretta a pugno senza serrare troppo.

Funzioni e impieghi frequenti
Questo punto può essere usato per alleviare il dolore agli occhi e per agire sugli occhi arrossati. Apre le orecchie per agire sulla sordità e l'acufene. Rende umida la gola.

Intestino tenue 3
Sulla quinta articolazione metacarpo-falangea (nocca), da individuare con la mano stretta a pugno senza serrare troppo.

Funzioni e impieghi frequenti

- Acufene
- Calma la mente
- Colpo di frusta
- Congiuntivite
- Disturbi degli occhi, come dolore, rossore e gonfiore
- Dolore al gomito
- Dolore alla basa della schiena e all'osso sacro
- Dolore alla mano
- Dolore alla spalla
- Dolore alle dita
- Dolore e irrigidimento del collo
- Dolore e irrigidimento della parte superiore della schiena
- Epilessia
- Mal di testa sull'occipite o alla base del cranio
- Psicosi maniaco-depressiva, calma la mente
- Regolarizza la colonna vertebrale
- Rilassa i muscoli
- Sordità
- Torcicollo

Intestino tenue 3 è chiamato "punto del torcicollo" da molto agopuntori. La citazione della psicosi maniaco-depressiva deriva dalla diagnosi della "flemma calda". È il modo in cui la medicina cinese tratta i disturbi emozionali. Ogni squilibrio emozionale ha una causa profonda, che ha una specifica diagnosi secondo la medicina cinese. L'agopuntura e l'erboristeria possono essere usate per trattare lo squilibrio soggiacente, il che può aiutare a trattare problemi emozionali che sono stati causati da squilibri. La diagnosi è fatta attraverso il sistema di diagnosi della medicina cinese e non di quella occidentale.

Intestino tenue 4

Sul lato ulnare del palmo, nella depressione tra la base del quinto osso metacarpale e l'osso piramidale.

Funzioni e impieghi frequenti
Può essere usato per alleviare alcuni problemi al polso, incluso il dolore, una contrattura o un irrigidimento delle dita e del polso. Si occupa di tutte le dita e del dolore o della debolezza della mano. Allevia il dolore al collo, l'acufene e l'itterizia.

Intestino tenue 5
Sul polso, nella depressione tra la testa dell'ulna e l'osso piramidale del polso.

Funzioni e impieghi frequenti
Può essere usato per alleviare dolore e il gonfiore al collo, il dolore al polso e al braccio. Agisce sul rossore agli occhi, sulla sordità, sull'acufene e sul mal di denti.

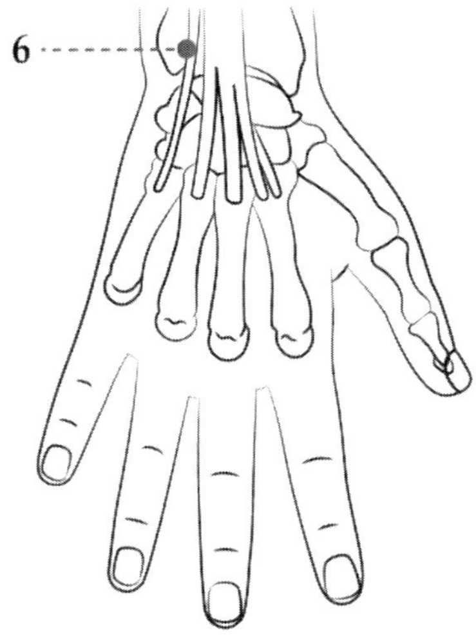

Intestino tenue

Intestino tenue 6
Sulla testa dell'ulna, sul lato dorsale del polso.

Funzioni e impieghi frequenti
Allevia il dolore e l'irrigidimento della spalla, della parte superiore della schiena, del braccio e del collo. Agisce sugli occhi per quel che concerne la vista offuscata e il dolore all'occhio.

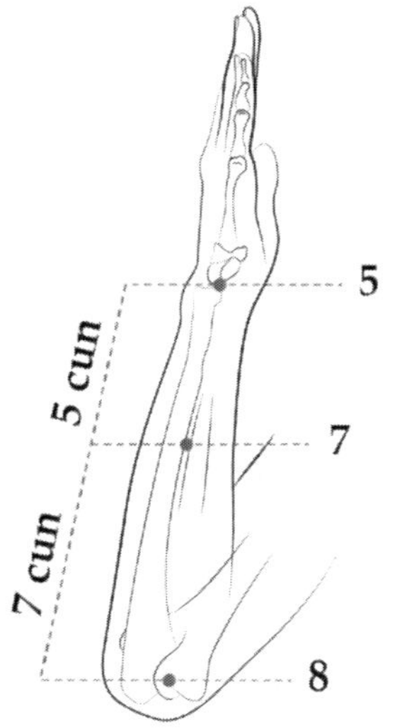

Intestino tenue

Intestino tenue 7
Situato 5 cun sopra Intestino tenue 5 sulla linea che collega Intestino tenue 8 e Intestino tenue 5.

Funzioni e impieghi frequenti
Può essere usato per alleviare il dolore alle dita, al gomito o al meridiano dell'Intestino tenue. Allevia il torcicollo.

Intestino tenue 8
Situato tra l'olecrano dell'ulna e l'epicondilo mediale dell'omero.

Funzioni e impieghi frequenti
Può essere usato per alleviare il dolore o l'irrigidimento del gomito e del braccio.

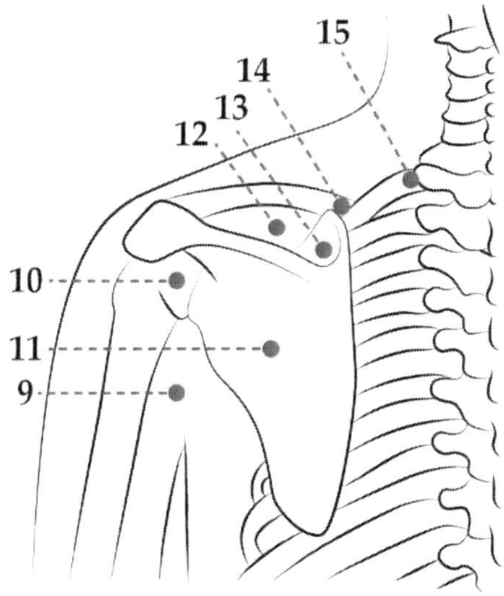

Intestino tenue

Intestino tenue 9

Posteriore e inferiore alla giuntura della spalla, situato 1 cun sopra l'estremità posteriore della piega ascellare.

Funzioni e impieghi frequenti

Allevia il dolore e l'irrigidimento della spalla e della parte superiore del braccio.

Intestino tenue 10

Direttamente sopra Intestino tenue 9, nella depressione sotto la spina scapolare.

Funzioni e impieghi frequenti

Allevia il dolore e l'irrigidimento della spalla.

Intestino tenue 11

Nella depressione sulla scapola che si trova ad un terzo dal punto mediano del bordo inferiore della spina scapolare, all'angolo inferiore della scapola.

Funzioni e impieghi frequenti

Agisce sul dolore alla spalla, sulla lattazione insufficiente, sul dolore alla scapola e ripristina la regolare circolazione nel petto.

Intestino tenue 12

Direttamente sopra Intestino tenue 11, al centro della fossa soprascapolare, che corrisponde alla leggera rientranza sull'osso della scapola.

Funzioni e impieghi frequenti

Allevia il dolore alla spalla e alla scapola, il torcicollo e il dolore al braccio.

Intestino tenue 13

Situato a metà strada tra Intestino tenure 10 e la seconda vertebra toracica, nella fossa soprascapolare.

Funzioni e impieghi frequenti

Allevia il dolore alla spalla e alla scapola.

Intestino tenue 14

Situato 3 cun a lato del bordo inferiore del processo spinoso della prima vertebra toracica.

Funzioni e impieghi frequenti

Allevia il dolore alla spalla e alla scapola.

Intestino tenue 15

Situato 2 cun a lato del bordo inferiore del processo spinoso della settima vertebra cervicale.

Funzioni e impieghi frequenti

Allevia il dolore alla spalla. Regolarizza i polmoni, agisce sulla flemma per alleviare l'asma e la tosse.

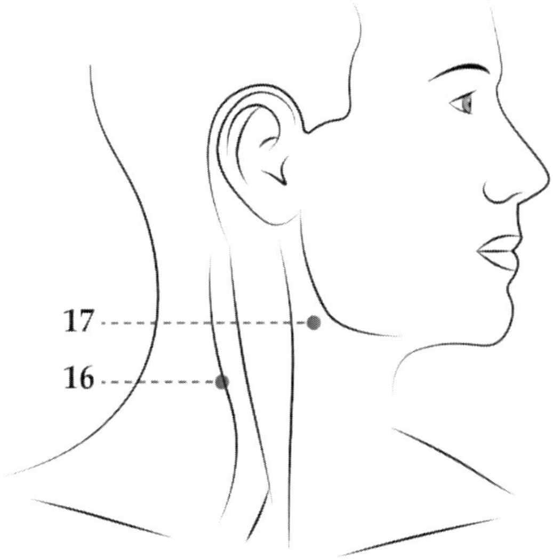

Intestino tenue

Intestino tenue 16

Sul lato del collo, sul bordo posteriore del muscolo sternocleidomastoideo, all'altezza della laringe.

Funzioni e impieghi frequenti

Giova alle orecchie e ad un'improvvisa perdita di voce. Non è molto usato a causa della sua posizione.

Intestino tenue 17

Situato tra l'angolo della mandibola e il bordo anteriore del muscolo sternocleidomastoideo.

Funzioni e impieghi frequenti

Offre benefici al collo e alla gola. Può essere usato per rendere umida la gola, per alleviare difficoltà a deglutire.

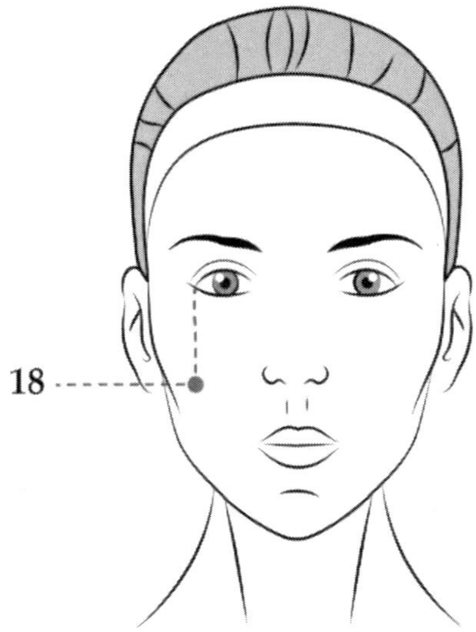

Intestino tenue

Intestino tenue 18

Situato direttamente sotto l'estremità esterna dell'occhio, nella depressione del bordo inferiore dell'osso della guancia.

Funzioni e impieghi frequenti

Offre benefici per la paralisi facciale, la nevralgia del trigemino, l'occhio e la bocca deviati, tic agli occhi, gonfiore della guancia, mal di denti all'arcata superiore. Un occhio o la bocca deviati si manifestano quando risultano storti a causa di un muscolo teso o di spasmi, che possono essere causati da un ictus o dalla paralisi di Bell.

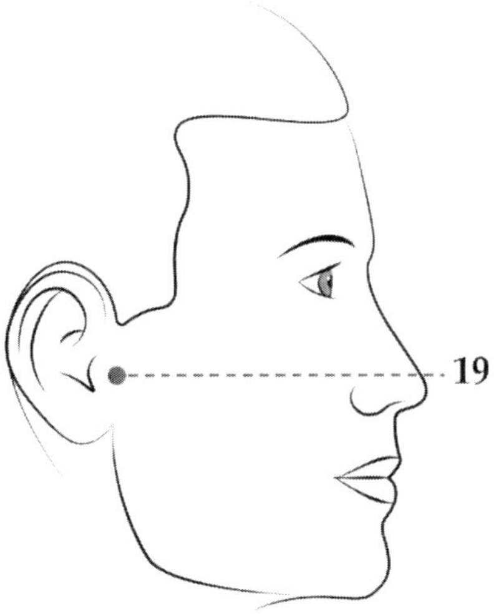

Intestino tenue

Intestino tenue 19
Situato davanti al trago dell'orecchio e dietro al processo condiloideo mandibolare. La depressione è più facilmente reperibile a bocca aperta.

Funzioni e impieghi frequenti

- Acufene
- Giova alle orecchie
- Infiammazione dell'orecchio
- Mal di testa provocato da problemi all'udito
- Secrezioni dell'orecchio
- Sordità
- Vertigini dovute a problemi all'udito

Come si può vedere dall'immagine, Intestino tenue 19 è situato davanti all'orecchio, stimola decisamente un miglioramento della circolazione nell'orecchio, in modo tale da risolvere disturbi all'udito. Qualsiasi disturbo causato da ostruzioni all'orecchio beneficerà da un miglioramento della circolazione nell'orecchio.

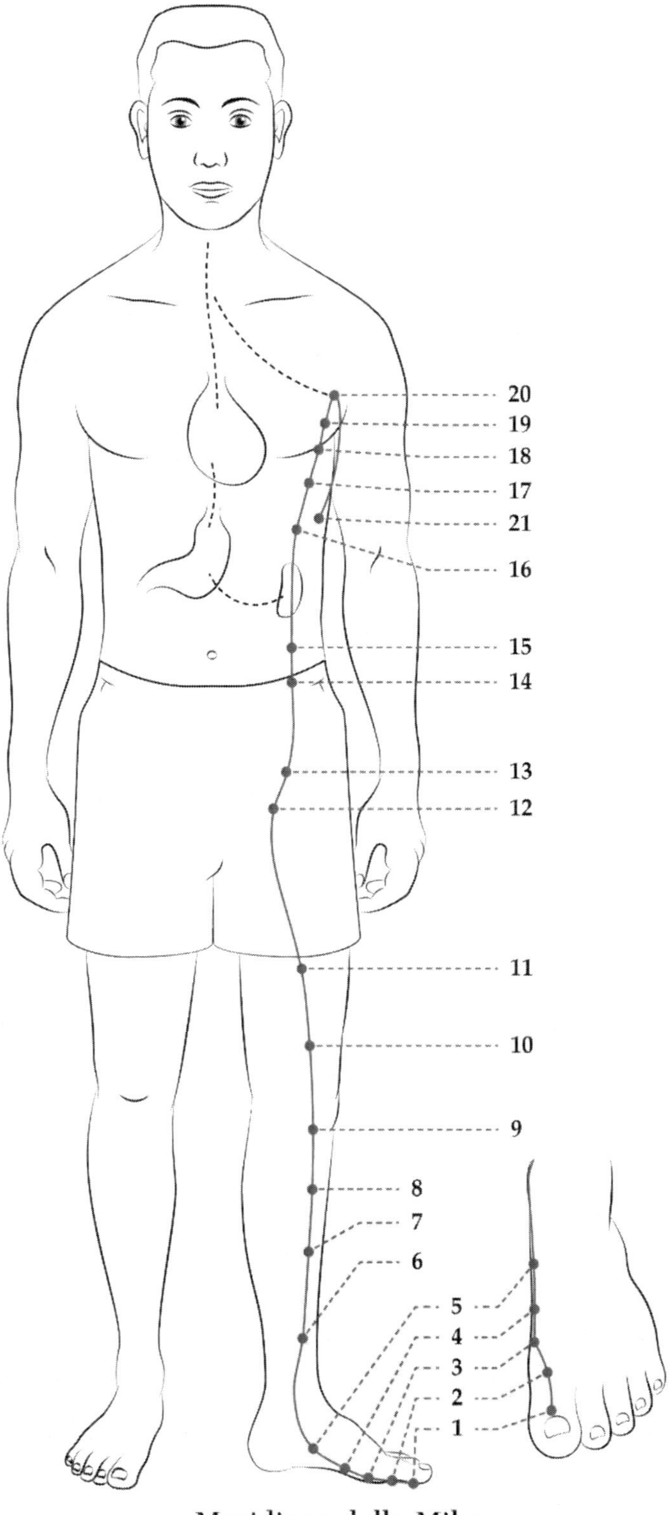

Meridiano della Milza

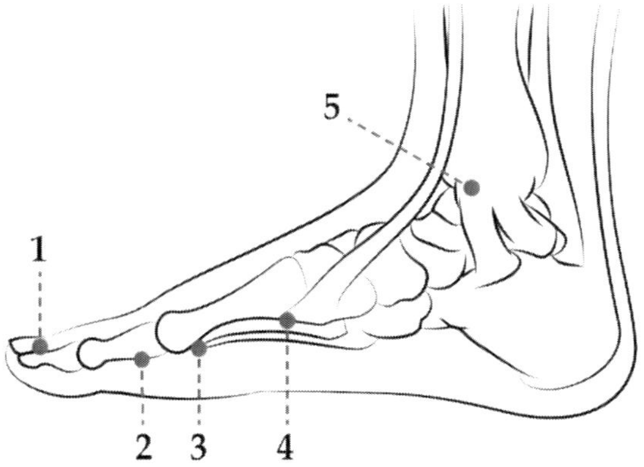

Milza

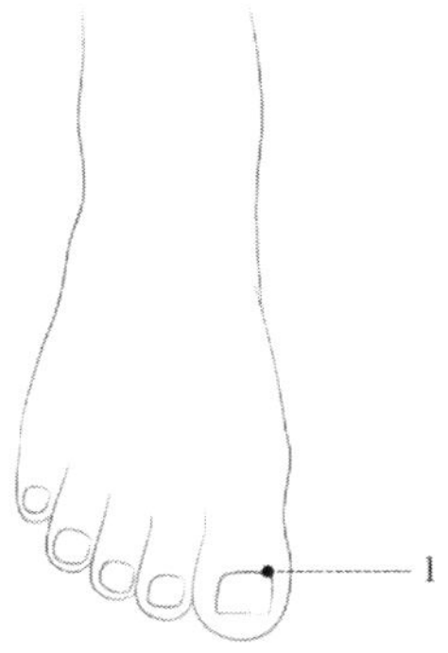

Milza

Milza 1
Situato a 1 cun dall'angolo dell'unghia dell'alluce.

Funzioni e impieghi frequenti
Ferma il sanguinamento, fa riprendere i sensi. Può essere usato per agire sul sanguinamento uterino, sul sangue dal naso, sul sangue nelle feci, sul vomito misto a sangue. Regolarizza la milza per regolarizzare il sangue. Allevia i disturbi legati al sanguinamento.

Milza 2

Situato sul lato mediale dell'alluce, dove si incrociano la pelle rossa e bianca, nella depressione tra le ossa del dito e del piede.

Funzioni e impieghi frequenti

Regolarizza la milza, allevia i disturbi digestivi, come la distensione addominale, l'eruttazione e la sensazione di oppressione al petto causato da problemi digestivi.

Milza 3

Situato sotto la testa del primo osso del piede, accanto all'alluce.

Funzioni e impieghi frequenti

- Affaticamento
- Distensione addominale
- Dolore alle dita del piede
- Edema
- Migliora la digestione
- Nausea
- Rafforza e regolarizza la milza e lo stomaco
- Vomito

Milza 3 migliora la digestione e ha effetti benefici sull'edema, che è una ritenzione dei liquidi in eccesso. Migliora i livelli d'energia, migliorando la digestione e l'abilità di rimuovere i liquidi in eccesso nel corpo, situazione che può causare affaticamento.

Milza 4

Situato nella depressione sotto la base del primo osso del piede, alla giunzione tra pelle rossa e bianca.

Funzioni e impieghi frequenti

Rafforza e regolarizza la milza e lo stomaco per migliorare la digestione. Regolarizza la digestione per agire sull'indigestione e sul vomito. Regolarizza le mestruazioni e agisce sull'endometriosi e sulle nausee mattutine. Trasforma l'umidità per avere effetti benefici sull'edema o la ritenzione idrica.

Milza 5
Nella parte interna della caviglia, sotto il malleolo mediale. Situato a metà strada tra la tuberosità dell'osso navicolare e la punta del malleolo mediale.

Funzioni e impieghi frequenti
Regolarizza e rafforza la milza e lo stomaco con effetti benefici per la cattiva digestione, l'itterizia, la gastrite e l'affaticamento. Può essere usato per alleviare il dolore alla caviglia e al piede. È anche indicato per l'irrigidimento della lingua.

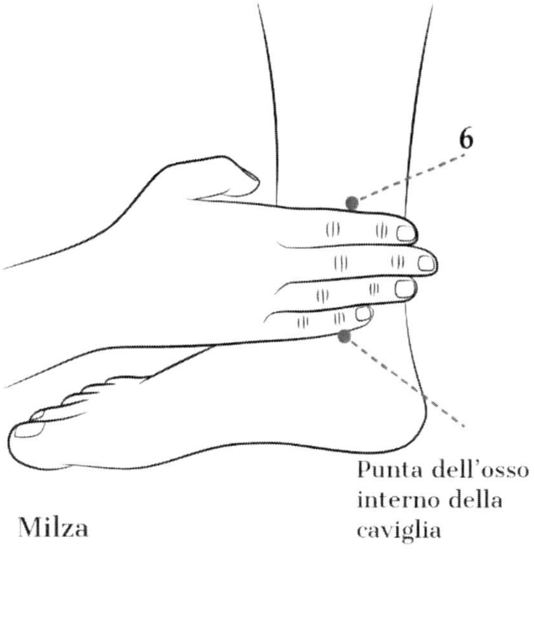

Milza 6
Situato sulla parte interna della gamba, 3 cun sopra la punta del malleolo mediale, dietro la tibia. Occorre localizzarlo ponendo l'intera mano sulla punta dell'osso della caviglia. È facile individuare il punto premendo sull'area interessata per trovare l'osso.

Funzioni e impieghi frequenti

- Allevia il dolore sul meridiano della Milza
- Alta pressione sanguigna causata da carenze del rene
- Amenorrea – mancanza di mestruazioni
- Anemia, carenza di sangue secondo la medicina cinese
- Ansia
- Bilancia gli ormoni
- Calma la mente
- Capogiri causati da carenza di sangue
- Distensione addominale, rigonfiamento dell'addome
- Dolore genitale
- Edema o ritenzione di liquidi in eccesso
- Ernia
- Favorisce la minzione, aiutando il corpo a espellere i liquidi in eccesso
- Impotenza
- Incontinenza (combinato con Rene 3, 6, 7)
- Induce il parto: questo punto non dovrebbe essere usato, per questo motivo, in gravidanza
- Infertilità
- Insonnia
- Mal di testa
- Minzione dolorosa
- Nutre il sangue e lo Yin
- Paralisi dei piedi
- Patologie della pelle, raffredda il sangue per agire sui problemi cutanei come l'eczema e l'orticaria
- Prolasso uterino
- Rafforza i reni
- Rafforza la milza e lo stomaco
- Regolarizza il fegato
- Regolarizza il sangue quando è stagnante o quando la circolazione sanguigna è insufficiente
- Regolarizza le mestruazioni
- Ritenzione delle urine, l'incapacità di urinare
- Stress

- Visione offuscata causata da carenza di sangue

Come potete vedere dall'elenco delle funzioni e delle indicazioni, si potrebbe quasi dire che, quando in dubbio, Milza 6 dovrebbe essere utilizzato. Il fattore chiave da considerare è la sua azione che regolarizza e rafforza la milza, lo stomaco, i reni e il fegato. Agisce su patologie che hanno la loro radice in uno squilibrio presente in questi organi. Arriverò a dire che sarebbe raro un paziente che non traesse beneficio dall'aver trattato questo punto. È molto calmante e agisce sulle cause soggiacenti all'insonnia.

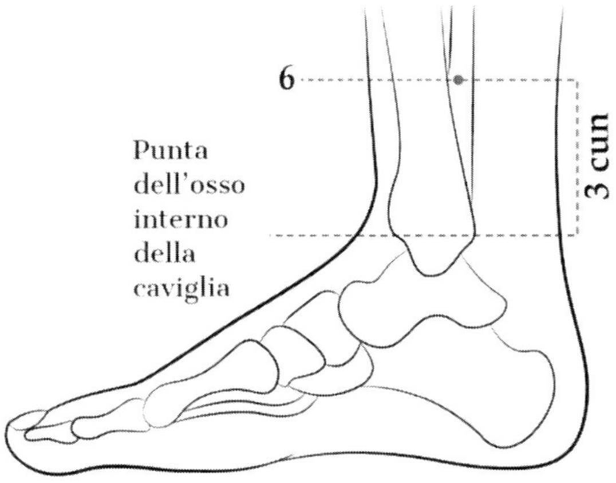

Milza

Milza 6 rafforza la milza per incoraggiare il corpo a liberarsi dei liquidi in eccesso. Questi liquidi in eccesso tendono ad accumularsi intorno alle caviglie e sul piede. Per testare la presenza di un edema, occorre premere con fermezza su una zona per circa un minuto. Se rimane una rientranza quando si smette di premere, si è di fronte a un segno di ritenzione idrica. Le persone spesso non notano di avere questo problema. L'agopuntura è molto efficace per agire sui liquidi in eccesso. Se le dita lasciano una rientranza, questa è chiamata "punta dell'edema". Una "punta" si trova là dove si sono premute le dita.

Milza 7
Situato 3 cun sopra Milza 6, dietro la cresta della tibia.

Funzioni e impieghi frequenti
Può essere usato per alleviare il torpore e il dolore al ginocchio e alla gamba e il gonfiore alle caviglie. Tonifica la milza per porre rimedio all'edema.

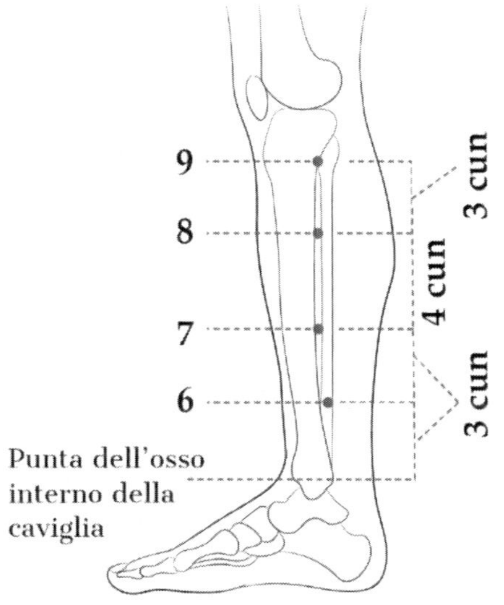

Milza

Milza 8
Situato 3 cun sotto Milza 9, dietro la cresta della tibia.

Funzioni e impieghi frequenti

- Regolarizza il ciclo mestruale
- Rafforza la milza
- Regolarizza l'utero
- Regolarizza il sangue
- Crampi mestruali

Questo punto può essere usato per agire sul sanguinamento uterino. È anche utilizzato per avere effetti benefici su cicli mestruali dolorosi o irregolari. I problemi mestruali possono essere causati da "sangue stagnante" nell'utero, il che significa che il sangue non sta scorrendo correttamente. Questo punto regolarizza il sangue nell'utero per aiutare a porre rimedio ai problemi mestruali.

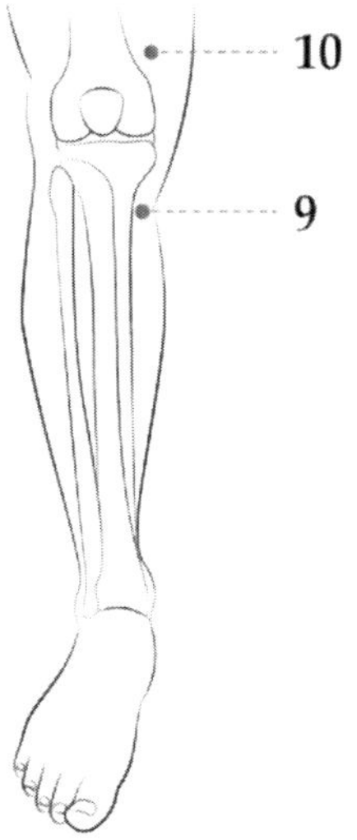

Milza

Milza 9
Situato nella depressione vicino al ginocchio che coincide con l'estremità della tibia.

Funzioni e impieghi frequenti

- Dolore addominale
- Dolore al ginocchio
- Dolore genitale
- Edema
- Rafforza la milza
- Regolarizza lo stomaco

Questo punto è quello più importante per agire sull'edema o sull'eccesso di liquidi in qualsiasi parte del corpo. Incoraggia il corpo a espellere i liquidi in eccesso.

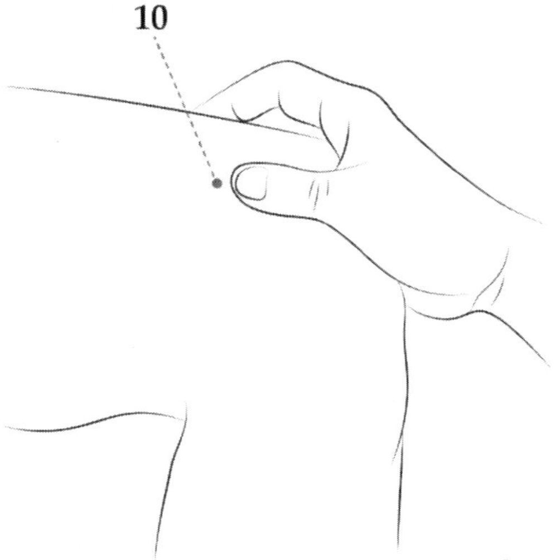

Milza

Milza 10

Situato 2 cun dal bordo superiore della rotula. È possibile localizzare questo punto mettendo a coppa la mano sulla rotula. Il punto si trova in prossimità della punta del pollice, nel lato interno della gamba.

Funzioni e impieghi frequenti

- Disturbi del sangue
- Disturbi della pelle attribuibili a calore o infiammazione
- Dolore al ginocchio
- Eczema
- Flusso mestruale irregolare
- Mestruazioni dolorose
- Orticaria
- Prurito e dolore genitale
- Prurito in qualsiasi parte del corpo
- Raffredda il calore del sangue
- Regolarizza il Qi della milza
- Regolarizza la circolazione sanguigna

Questo punto è chiamato "mare del sangue". Regolarizza la circolazione sanguigna. È anche un punto di raffreddamento, il che significa che agisce sui disturbi che comprendono le infiammazioni, in particolar modo quelle della pelle. È anche usato per alleviare il dolore al ginocchio. Ripristina il regolare flusso sanguigno per alleviare il dolore al ginocchio, in quanto il meridiano della Milza è situato nella parte interna della gamba e il meridiano dello Stomaco sulla parte esterna della gamba. Se si usano entrambi i meridiani si incoraggerà una sana circolazione sanguigna attraverso il ginocchio.

Milza 11
Situato 6 cun sopra Milza 10.

Funzioni e impieghi frequenti
Questo punto può essere usato per regolarizzare la minzione, per diminuire l'incontinenza o per alleviare una minzione dolorosa.

Milza 12
Situato 3,5 cun a lato della linea mediana, vicino a Ren 2.

Funzioni e impieghi frequenti
Può essere usato per alleviare il dolore addominale. Questo punto è posto vicino ai genitali e non è comunemente usato.

Milza 13
Situato .7 cun sopra Milza 12, 4 cun a lato della linea mediana.

Funzioni e impieghi frequenti
Può essere usato per alleviare il dolore addominale, ma non è molto usato a causa della sua posizione vicino ai genitali.

Milza 14
Situato 1.3 cun sotto Milza 15, 4 cun a lato della linea mediana.

Funzioni e impieghi frequenti
Può essere usato per alleviare il dolore all'ombelico, ma non viene utilizzato spesso.

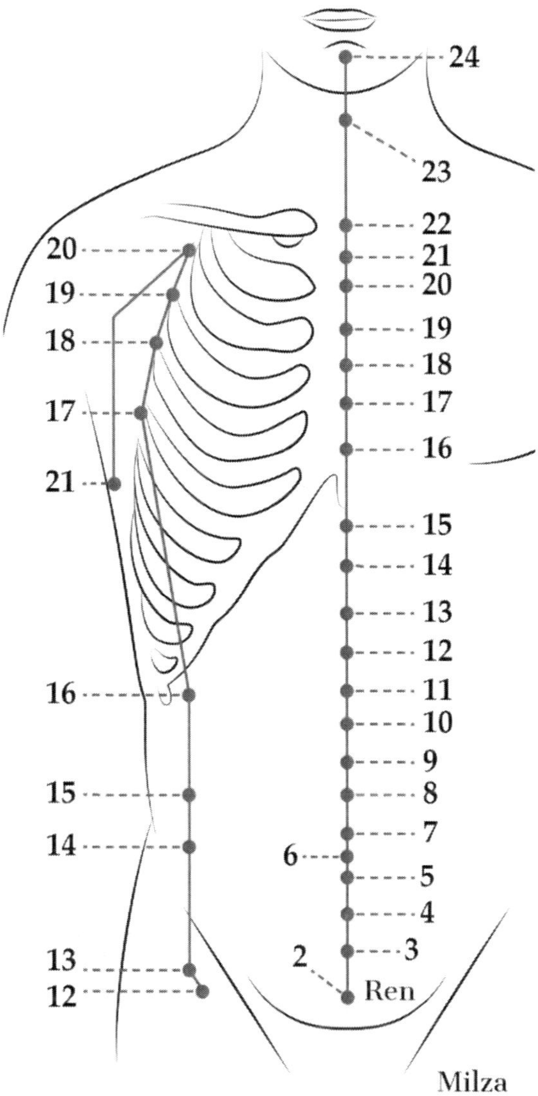

Milza

Milza 15
Situato all'altezza dell'ombelico, 4 cun a lato della linea mediana

Funzioni e impieghi frequenti

- Stitichezza
- Dolore addominale
- Incontinenza fecale
- Regolarizza l'intestino

- Rende umido l'intestino

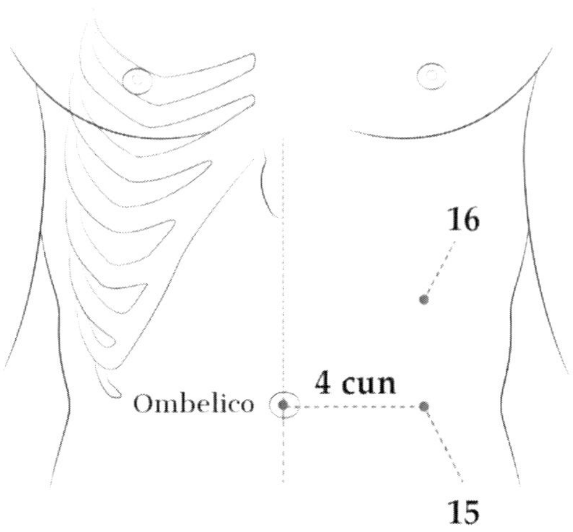

Milza

Questo punto è usato per regolarizzare l'intestino. Allevia la stitichezza e può essere combinato, a questo scopo, con altri punti come Intestino crasso 11. Ripristina il normale funzionamento dell'intestino.

L'espressione "inumidisce l'intestino" significa che può anche alleviare una stitichezza ostinata, quando le feci sono secche. Più a lungo si vive con problemi al colon, più secche diventano le feci. Milza 15 e Intestino crasso 11 sono efficaci per stimolare l'intestino crasso o svuotare il colon. La digitopressione è efficace su entrambi i punti.

L'incontinenza fecale si manifesta quando è impossibile controllare il colon. Esistono due tipi di incontinenza: urinaria e fecale. Agire sui propri reni con Rene 3, 6 e 7 diminuirà l'incontinenza urinaria. Stomaco 36 e Milza 15 diminuiranno l'incontinenza fecale. Questi disturbi sono più comuni in tarda età, perché l'energia del proprio corpo declina naturalmente.

Si può evitare l'incontinenza usando l'agopuntura per mantenere il funzionamento normale del proprio corpo. Suggerisco anche l'uso di tonici cinesi per il rene, quali il Cordyceps. Il vostro agopuntore potrebbe suggerirvi tonici erboristici molto più forti per il rene, ma il Cordyceps può essere comprato senza prescrizione per rafforzare i reni. Allevierà anche l'affaticamento.

Milza 16

Situato 3 cun sopra Milza 15, sull'addome, 6 cun a lato della linea mediana.

Funzioni e impieghi frequenti

Regolarizza l'intestino per alleviare il dolore addominale.

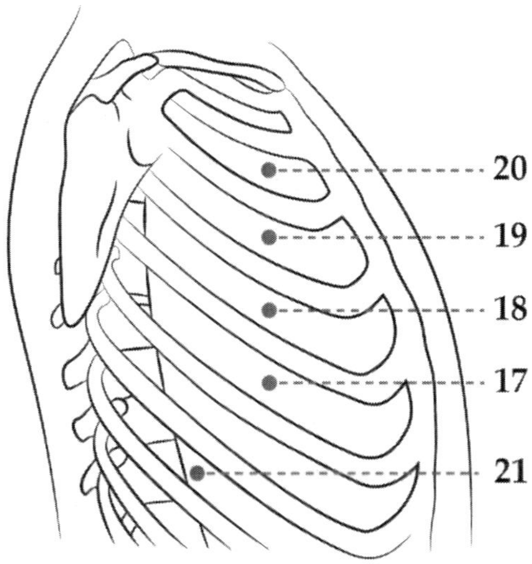

Milza

Milza 17

Situato nel quinto spazio intercostale, 6 cun a lato della linea mediana. Gli spazi intercostali sono le zone tra le costole.

Funzioni e impieghi frequenti

Può essere usato per migliorare la digestione, ma non è molto utilizzato.

Milza 18
Nel quarto spazio intercostale, 6 cun a lato della linea mediana.

Funzioni e impieghi frequenti
Questo punto agisce sulla lattazione insufficiente.

Milza 19
Nel terzo spazio intercostale, 6 cun a lato della linea mediana.

Funzioni e impieghi frequenti
Questo punto può essere usato per migliorare la circolazione sanguigna nel petto, ma non è molto utilizzato.

Milza 20
Nel secondo spazio intercostale, 6 cun a lato della linea mediana.

Funzioni e impieghi frequenti
Questo punto può essere usato per agire sul gonfiore al petto, ma non è molto utilizzato a causa della sua posizione tra le costole.

Milza 21
Nel settimo spazio intercostale, nel centro della linea ascellare.

Funzioni e impieghi frequenti
Regolarizza la circolazione sanguigna nel petto.

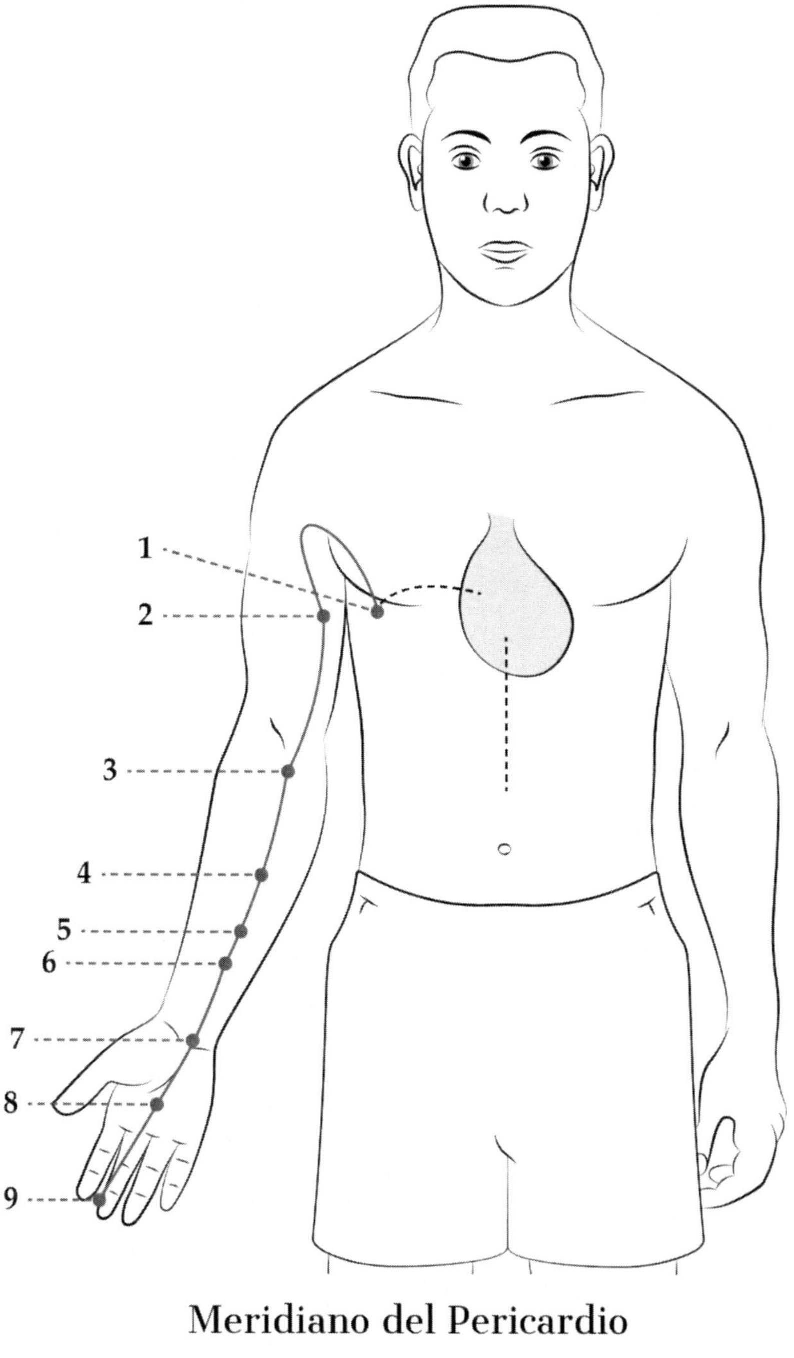

Meridiano del Pericardio

Pericardio 1
Nel quarto spazio intercostale, 1 cun a lato dal capezzolo.

Funzioni e impieghi frequenti
Ripristina la normale circolazione nel petto, offre benefici al seno.

Pericardio 2
Situato 2 cun sotto il livello della piega ascellare anteriore, che si trova sotto l'area del braccio, tra le due teste del muscolo bicipite.

Funzioni e impieghi frequenti
Ripristina la normale circolazione nel petto, allevia il dolore al petto.

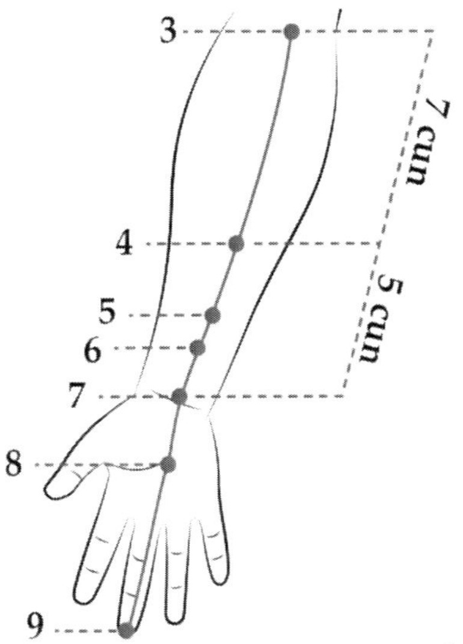

Pericardio

Pericardio 3
Sulla piega del gomito, sul lato ulnare del tendine bicipite (il lato ulnare è il lato del braccio che porta al mignolo). Da localizzare con il polso leggermente piegato.

Funzioni e impieghi frequenti
Regolarizza il cuore, ripristina la circolazione nel petto. Raffredda il calore nel sangue, alleviando l'orticaria e la febbre.

Pericardio 4
Situato 5 cun sopra la piega del polso, sulla linea che connette Pericardio 3 e 7, tra i tendini.

Funzioni e impieghi frequenti
Regolarizza il cuore, calma lo spirito e raffredda il calore nel sangue, che può causare la presenza di sangue quando si tossisce.

Pericardio 5
Situato 3 cun sopra la piega del polso, tra i tendini.

Funzioni e impieghi frequenti
Regolarizza rafforza il cuore, tratta il fuoco di cuore, calma lo spirito e trasforma la flemma nel cuore. Questo punto è citato nei classici per gli stati maniacali, l'isteria e le allucinazioni. Questi problemi mentali vanno sempre trattati attraverso la loro causa profonda. Lo squilibrio nel cuore causa problemi mentali. Quando si agisce sul cuore, i problemi mentali possono essere alleviati.

Pericardio 5 è anche indicato per l'ipersalivazione provocata da un ictus. L'agopuntura è molto efficace nell'ausilio di tutti gli aspetti della convalescenza dopo un ictus. Il paziente dovrebbe usare l'agopuntura subito dopo l'ictus. Il totale funzionamento può spesso essere ristabilito velocemente.

L'agopuntura può ripristinare il funzionamento del nervo prima che i muscoli inizino a diventare flaccidi. Una volta che i muscoli sono diventati flaccidi, ci vorrà più tempo per ristabilirsi, ma comunque si potrà portare beneficio. Se i muscoli non vengono usati, diventano deboli e la ripresa richiede costante esercizio. L'esercizio è un importante elemento della ripresa dopo un ictus.

Una volta ho trattato qualcuno che aveva avuto un ictus circa 18 anni prima di rivolgersi all'agopuntura. Siamo stati capaci di ridare calore alla sua gamba che era rimasta "fredda" fin dall'ictus. Questo lo ha aiutato a camminare in maniera più agevole. Era felice di notare un miglioramento. Vorrei suggerire che i pazienti che hanno avuto un ictus facciano quotidianamente l'agopuntura, non appena possibile. Vorrei anche suggerire un trattamento due volte al giorno per una settimana.

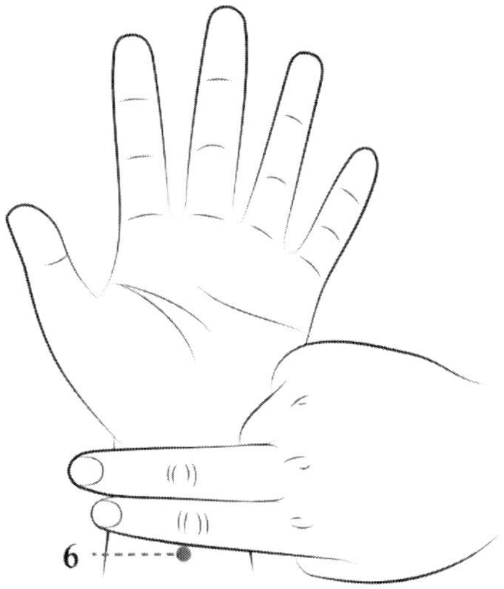

Pericardio

Pericardio 6
Situato 2 cun sopra la piega del polso, tra i tendini nella parte centrale dell'avambraccio

Funzioni e impieghi frequenti

- Accelera e regolarizza la lattazione, secondo una fonte
- Allevia il dolore al cuore, l'angina
- Ansia, calma la mente
- Batticuore (quando si percepisce distintamente il battito cardiaco)
- Calma lo stomaco
- Disturbi nel ritmo cardiaco (considerare anche Cuore 5)
- Effetto calmante sulle emozioni, spesso combinato con Cuore 7 per agire sull'ansia

- Fuoco di cuore, che provoca disturbi emozionali
- Incapacità di parlare o perdita di memoria dopo un ictus
- Insonnia
- Migliora la circolazione nel petto per alleviare le difficoltà nella respirazione
- Nausea durante la gravidanza, incluse le nausee mattutine
- Palpitazioni (quando si percepisce distintamente il battito cardiaco)
- Rafforza il cuore
- Regolarizza il cuore
- Regolarizza lo stomaco per trattare la nausea e il vomito
- Ripristina la regolare circolazione nel petto
- Singhiozzo, rilassa il diaframma

Questo punto regolarizza lo stomaco, il cuore e l'intero petto. È usato per trattare l'ansia, l'insonnia, i disturbi emozionali, il dolore al petto, le palpitazioni e la sensazione di gonfiore al petto.

Note cliniche
Questo punto è uno dei più importanti punti del corpo. La digitopressione è molto efficace su questo punto. Sono disponibili bracciali per le donne gravide che apportano una leggera pressione a questo punto, per alleviare le nausee mattutine. Raccomando di alternare i polsi per questo trattamento. Questo punto non risponde bene come altri, se continuamente stimolato. È possibile mettere il bracciale su un braccio per un giorno o per il tempo necessario, poi cambiare braccio il giorno seguente. L'agopuntura è molto efficace per trattare le cause delle nausee mattutine.

Punto dell'insonnia
La digitopressione praticata con un cerotto magnetico è molto efficace per agire sull'insonnia. Basta posizionare il cerotto magnetico sul punto circa un'ora prima di andare a letto e di toglierlo al mattino. Aiuterà ad addormentarsi e a dormire per tutta la notte.

Pericardio 6 è famoso nell' alleviare la nausea dovuta a qualsiasi causa, in quanto regolarizza lo stomaco. Libera il petto per alleviare il dolore al petto. Ricordate di cercare un'assistenza qualificata per qualsiasi tipo di dolore al petto. Il dolore al petto può essere causato da molte cose, incluso l'infarto, l'ernia iatale, il reflusso gastrico e altri problemi digestivi.

È talvolta difficile diagnosticare la causa del dolore al petto, perché ha molte possibili motivazioni. Questo punto allevia il dolore al petto, perché regolarizza l'intero petto. Conoscere la ragione del dolore non è sempre necessario in digitopressione. Si può semplicemente usare questo punto e permettere al corpo di regolarizzare sé stesso.

Se si sta viaggiando in nave, si può applicare un cerotto magnetico su Pericardio 6 per prevenire il mal di mare.

É importante notare che questo punto è situato 2 cun (equivale a due dita) sopra la piega del gomito. Se doveste vedere un'immagine che mostra tre dita per misurarlo, deve essere usata l'ultima nocca, quella più vicina all'unghia, e non la parte più larga delle dita. Ci sono molte immagini online che sono scorrette. È un punto complicato da localizzare. Il polso e la mano devo essere tenute allo stesso livello o il punto non sarà correttamente localizzato.

Il modo più facile per individuare Pericardio 6 è usare solo due dita nella loro parte più larga. Se si piega la mano dietro al polso, la localizzazione del punto sarà leggermente errata. Una volta misurato il punto correttamente, se lo si segna con una penna, poi si piega la mano, si noterà che si trova in una zona differente rispetto alle dita.

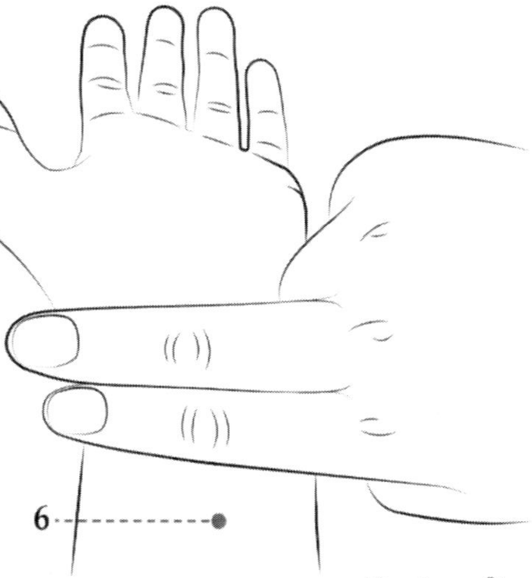

Pericardio

Localizzazione sbagliata!

Notate come il punto è troppo lontano dalla piega del polso. Ho messo quest'immagine perché questo è l'errore più comune che i pazienti compiono quando mostro loro come trovare questo punto. Se si tiene la mano allo stesso livello del polso, il punto verrà individuato facilmente.

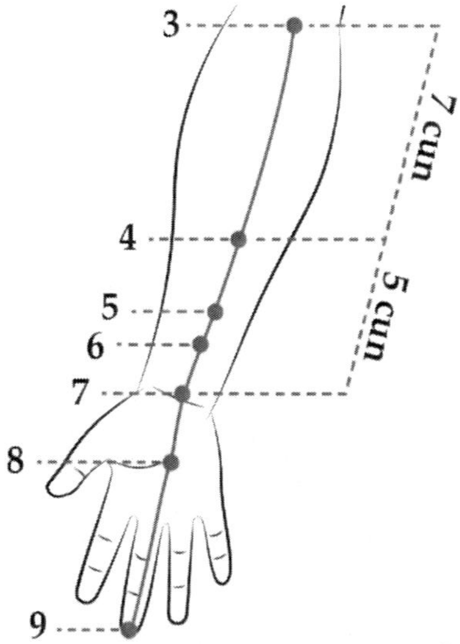

Pericardio

Pericardio 7
In mezzo alla piega del polso, tra i tendini.

Funzioni e impieghi frequenti
Regolarizza il cuore e lo stomaco, agisce sull'insonnia.

Pericardio 8
Sul palmo, tra il secondo e il terzo osso metacarpale. Da localizzare con un pugno serrato: il punto si trova sotto la punta del medio.

Funzioni e impieghi frequenti
Regolarizza il cuore, agisce sul fuoco di cuore, fa riprendere i sensi e libera il cervello.

Pericardio 9
Nel centro della punta del dito medio.

Funzioni e impieghi frequenti
Fa riprendere i sensi. Alcune fonti dicono che sia efficace per ripristinare la capacità di parlare dopo un ictus.

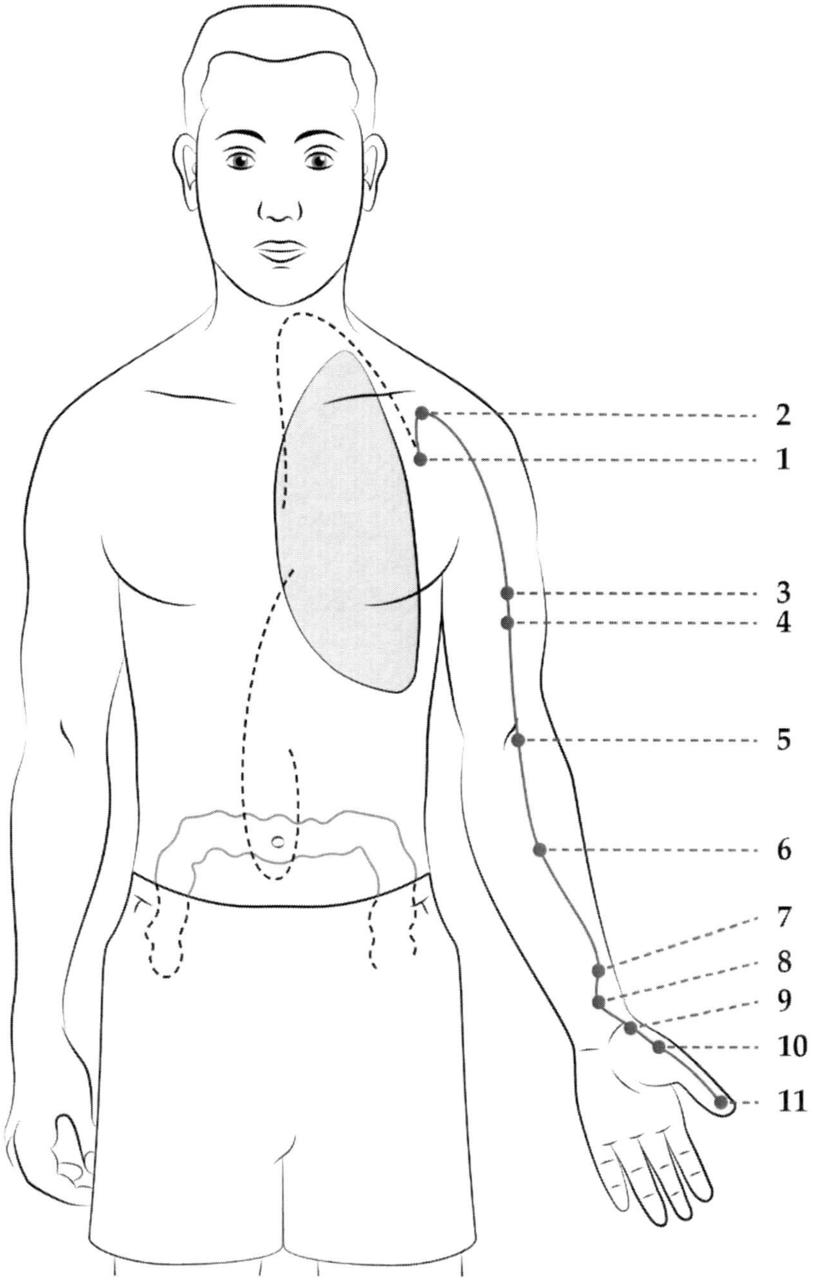

Meridiano del Polmone

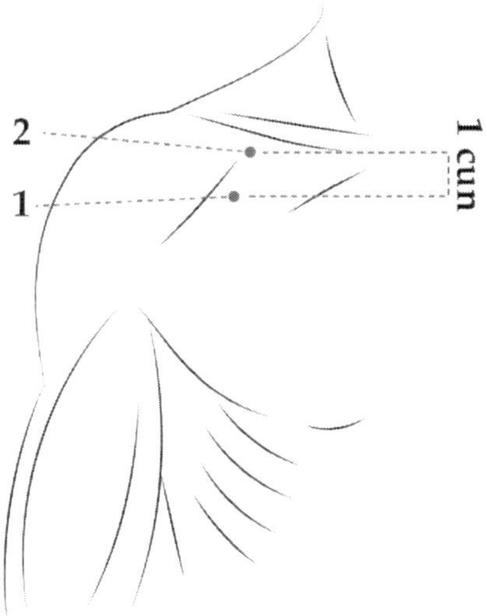

Polmone

Polmone 1
Situato a lato e sopra lo sterno, sull'area laterale al primo spazio intercostale, 6 cun a lato della linea mediana.

Funzioni e impieghi frequenti
Polmone 1 regolarizza e rafforza i polmoni, allevia la tosse, l'affanno e le difficoltà respiratorie. È meglio non praticare alcuna digitopressione sul petto o sull'addome, a meno che non sia fatta da un agopuntore qualificato. Polmone 5, 7 e 9 sono spesso utilizzati clinicamente per agire sui problemi del polmone.

Polmone 2
Nella depressione sotto l'estremità acromiale della clavicola, 6 cun a lato della linea mediana.

Funzioni e impieghi frequenti
Questo punto non è comunemente usato. Regolarizza i polmoni.

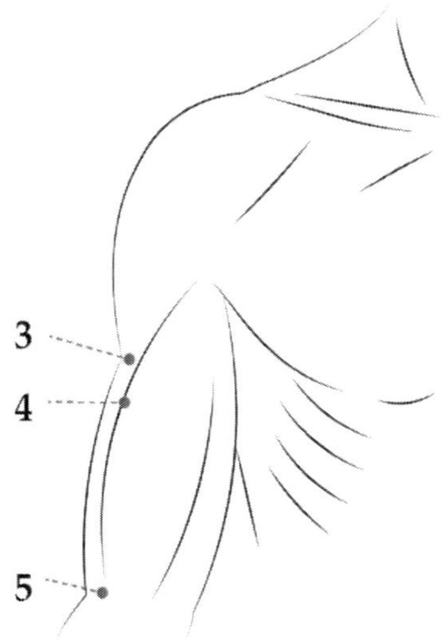

Polmone

Polmone 3
Sul lato mediale della parte superiore del braccio, 3 cun sotto la fine della piega ascellare, sul lato radiale del muscolo bicipite.

Funzioni e impieghi frequenti
Regolarizza i polmoni.

Polmone 4
Sul lato mediale della parte superiore del braccio, 1 cun sotto Polmone 3, sul lato del muscolo bicipite dalla parte del pollice.

Funzioni e impieghi frequenti
Regolarizza i polmoni.

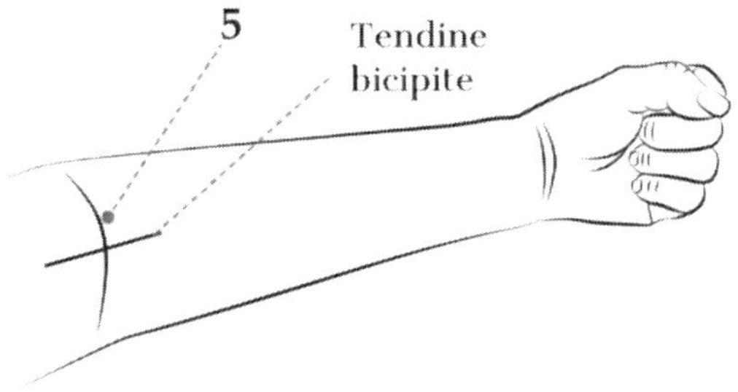

Polmone

Polmone 5
Sulla piega del gomito, sul lato del muscolo bicipite dalla parte del pollice. Da localizzare con il gomito flesso. Quando si stringe la mano a pugno, il tendine diventa più evidente.

Funzioni e impieghi frequenti

- Affanno
- Bronchite
- Condizioni di infiammazione dei polmoni.
- Disperde il calore dai polmoni
- Fiato corto
- Raffreddori e influenza
- Regolarizza la funzione dei polmoni
- Tosse

Polmone 5 è usato per agire sulle infiammazioni nei polmoni. Alleviando l'infiammazione, aiuterà ad attenuare le cause di una produzione eccessiva di muco.

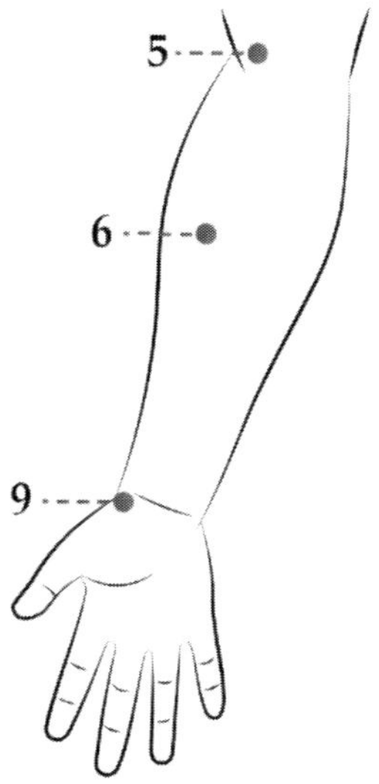

Polmone

Polmone 6

Sull' avambraccio dal lato del palmo, sulla linea che congiunge Polmone 9 e Polmone 5. Da situare 7 cun sopra la piega del polso e 5 cun sotto la piega del gomito

Funzioni e impieghi frequenti

Regolarizza i polmoni ed elimina le infiammazioni nei polmoni. Può essere usato per alleviare l'asma, la tosse, la tosse mista a sangue e il singhiozzo.

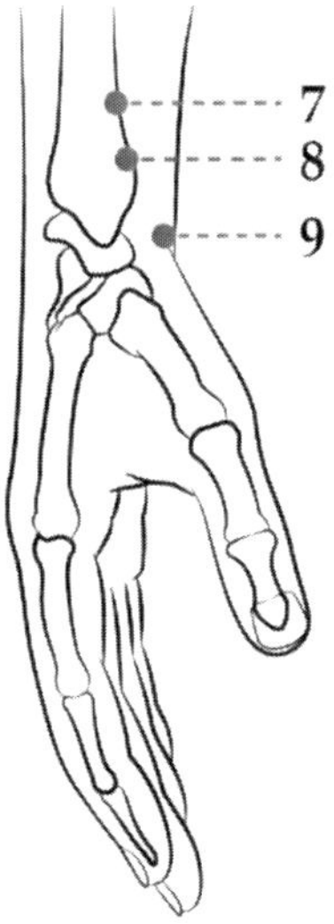

Polmone

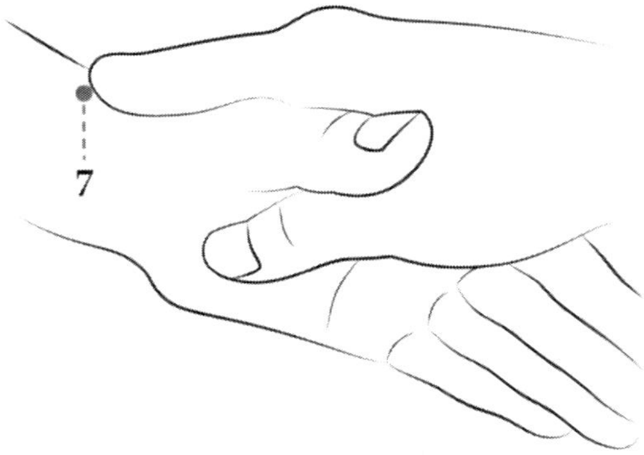

Polmone

Polmone 7

Sopra il processo stiloideo del radio, 1,5 cun sopra la piega del gomito, situato nella depressione tra i due tendini sopra il polso. Per localizzarlo, occorre incrociare le mani come mostrato nell'immagine

Funzioni e impieghi frequenti

- Affanno
- Bronchite
- Ferma la tosse – molto efficace per questo disturbo dovuto a qualsiasi problema dei polmoni, inclusi il raffreddore e l'influenza, l'allergia o l'asma
- Muco o flemma nei polmoni o nelle cavità nasali
- Regolarizza e rafforza i polmoni

Polmone 7 è un punto fondamentale per alleviare la tosse, l'affanno e le bronchiti accompagnate da tosse. L'agopuntura e la digitopressione possono accelerare la guarigione da raffreddori e influenza stimolando il sistema immunitario e riducendo la produzione di muco. È di utilizzo comune, dopo pochi minuti di agopuntura su Polmone 7, per fermare la tosse. Per il raffreddore e l'influenza occorre trattare anche Intestino crasso 4 e 11, Stomaco 36 e 40. Raccomando questo trattamento almeno ogni due ore. La digitopressione è efficace su questo punto.

Polmone 8

Situato 1 cun sopra la piega del polso, nella depressione sulla parte laterale dell'arteria radiale.

Funzioni e impieghi frequenti

Regolarizza i polmoni per alleviare la tosse e l'affanno.

Polmone 9
Sul lato del pollice della piega del polso, nella depressione sulla parte laterale dell'arteria radiale.

Funzioni e impieghi frequenti
Questo punto rafforza i polmoni e diminuisce il muco nei polmoni, Regolarizza il funzionamento dei polmoni per alleviare la tosse, l'asma, l'affanno e le difficoltà respiratorie.

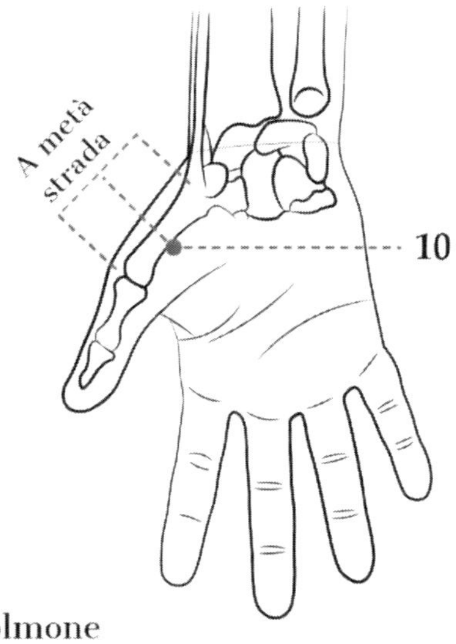

Polmone

Polmone 10
Sul lato radiale (pollice) del primo osso metacarpale (mano), sulla congiunzione della pelle rossa e bianca.

Funzioni e impieghi frequenti
Elimina il calore, ovvero un'infiammazione, nei polmoni. Inumidisce la gola secca per potere agire sulla gola infiammata, sulla raucedine e sulla perdita della voce.

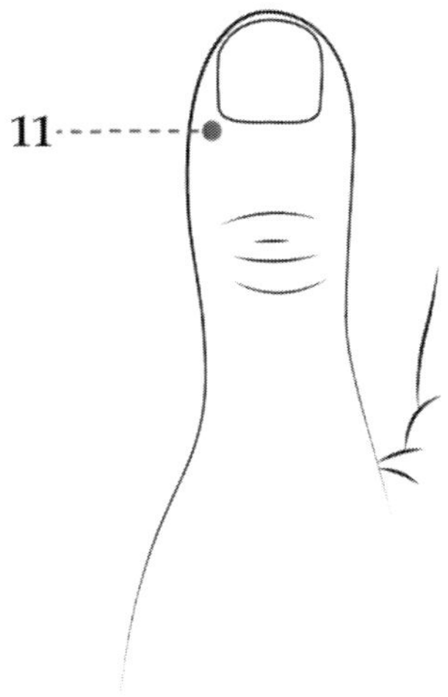

Polmone

Polmone 11
Sul lato radiale del pollice, 1 cun sotto l'angolo dell'unghia.

Funzioni e impieghi frequenti
Disperde il fuoco di polmone (intensa infiammazione), allevia il raffreddore e l'influenza, fa riprendere i sensi.

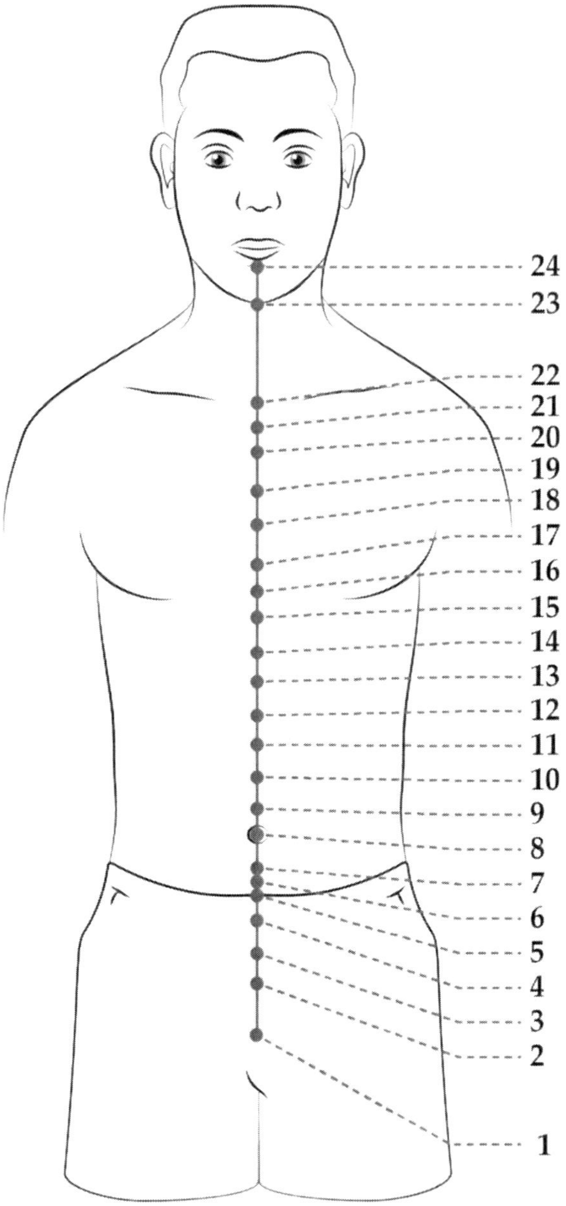

Meridiano Ren
– Vaso Concezione

Il meridiano Ren è anche chiamato Vaso Concezione, la cui abbreviazione è VC. Si può trovare il meridiano chiamato in entrambi i modi.

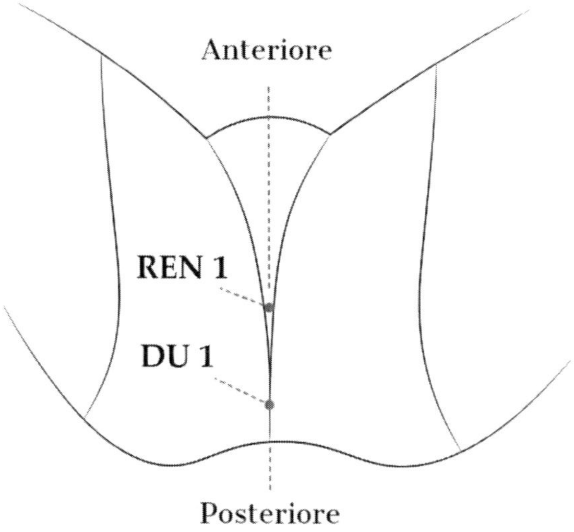

Du

Ren 1
Situato sulla linea mediana tra l'ano e i genitali.

Funzioni e impieghi frequenti
Può essere usato per agire sulle difficoltà urinarie e sull'incontinenza, sebbene ci siano altri punti localizzati sulle braccia e sulle gambe che agiscono sugli stessi problemi.

Ren 2
Situato sulla linea mediana, sul bordo superiore della sinfisi pubica.

Funzioni e impieghi frequenti
Agisce sui disturbi urinari come l'impossibilità di urinare e l'incontinenza.

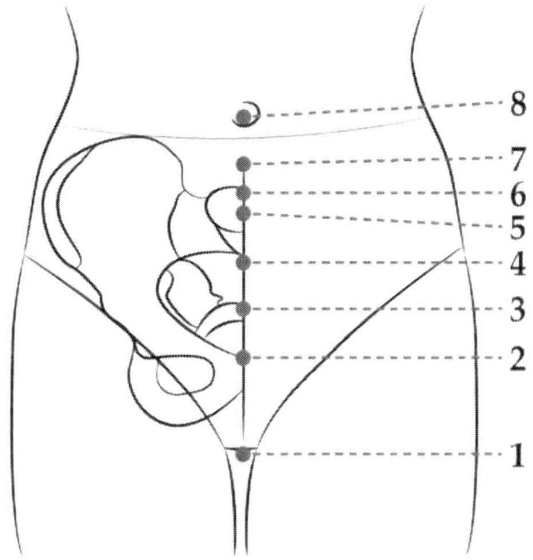

Ren

Ren 3
Situato 4 cun sotto l'ombelico, sulla linea mediana.

Funzioni e impieghi frequenti
Agisce sui problemi della vescica, regolarizza l'utero, rafforza i reni e allevia i dolori addominali.

Ren 4
Situato 3 cun sotto l'ombelico, sulla linea mediana.

Funzioni e impieghi frequenti
- Affaticamento
- Agisce sulla vescica
- Aumenta considerevolmente i livelli di energia profonda
- Dolore alla base della schiena
- Incontinenza urinaria
- Infertilità
- Rafforza i Reni
- Regolarizza il basso addome
- Regolarizza l'intestino tenue
- Regolarizza l'utero

- Ripristina lo Yang dopo un collasso: si tratta della descrizione, seconda la medicina cinese, di quel che avviene quando i livelli di energia nel corpo sono così bassi che la persona subisce un tracollo completo.
- Ritenzione urinaria dovuta alla pressione del feto

Questo punto è importante per agire sull'affaticamento. Agisce anche sull'infertilità e regolarizza le mestruazioni. Ripristina l'organismo dopo un collasso dello Yin o dello Yang, che si può manifestare sotto forma di ictus, coma o collasso. Aumenta l'energia del corpo: per questo può essere usato per trattare il prolasso di un organo, come quello rettale o uterino, sebbene l'erboristeria cinese sia già molto utile per agire su questo problema.

Ren 5
Situato 2 cun sotto l'ombelico, sulla linea mediana.

Funzioni e impieghi frequenti
Regolarizza l'utero, rafforza i reni e agisce sulle difficoltà urinarie.

Ren 6
Situato 1,5 cun sotto l'ombelico, sulla linea mediana.

Funzioni e impieghi frequenti
- Calcoli renali
- Prolasso rettale
- Prolasso uterino
- Rafforza i reni
- Regolarizza il meridiano Ren
- Regolarizza l'urinazione
- Ripristina lo Yin o lo Yang collassati
- Tonifica il Qi e lo Yang per agire sull'affaticamento

Ren 6 è un punto fondamentale. È usato per aumentare i livelli di energia, così come per trattare il prolasso dell'utero, del retto e della vagina. Un prolasso si verifica quando l'organo scivola dalla sua posizione normale. Nella teoria medica cinese il prolasso di un organo è provocato da livelli deboli di energia, che rendono il corpo non più in grado di mantenere gli organi nella loro giusta posizione. L'erboristeria cinese è spesso utilizzata per questo problema. Esistono formule erboristiche che non solo aumentano considerevolmente l'energia, ma la innalzano per trattare il prolasso degli organi. I tonici cinesi a base d'erbe sono molto efficaci per rispristinare i livelli di energia.

Ren 7
Situato 1 cun sotto l'ombelico, sulla linea mediana.

Funzioni e impieghi frequenti
Ren 7 regolarizza le mestruazioni e può essere usato per agire su un sanguinamento uterino anomalo, sul prurito e sulle secrezioni vaginali.

Ren 8
Situato nel mezzo dell'ombelico, sulla linea mediana. Ren 8 non è trattato con l'agopuntura, ma piuttosto con la moxibustione. Ci sono molti tipi di moxa. Con moxa si intende l'artemisia, che può essere arrotolata intorno ad un bastoncino e accesa ad una delle sue estremità per esercitare una stimolazione sui punti. La moxa può essere posizionata anche su un pezzo di radice di zenzero per amplificare l'effetto di calore del trattamento.

Funzioni e impieghi frequenti
Ren 8 può essere usato per far riprendere i sensi, per esempio dopo un ictus. Può anche essere utilizzato per trattare la digestione debole nei bambini. L'immagine sottostante mostra un bastoncino di moxa che viene usato per riscaldare la base della schiena. La moxibustione – l'usanza di bruciare la moxa – è particolarmente indicata per trattare le persone dopo un ictus,

perché gli arti sono spesso freddi. La moxa riscalda gli arti per ripristinare rapidamente il normale flusso sanguigno. Molti agopuntori sono allergici ai fumi della moxa. Personalmente uso una lampada a infrarossi, che agisce sulla pelle e allevia il dolore.

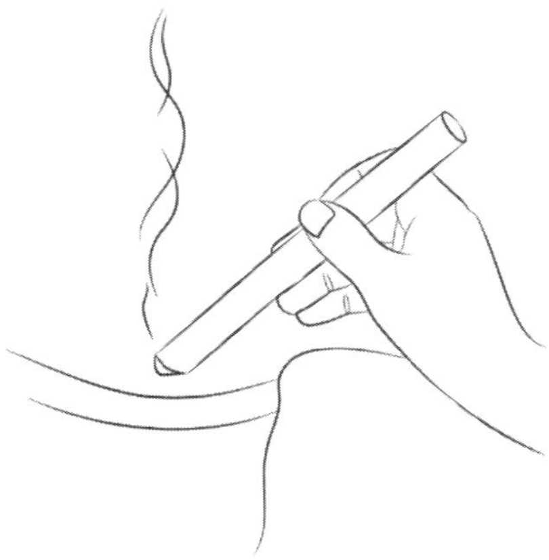

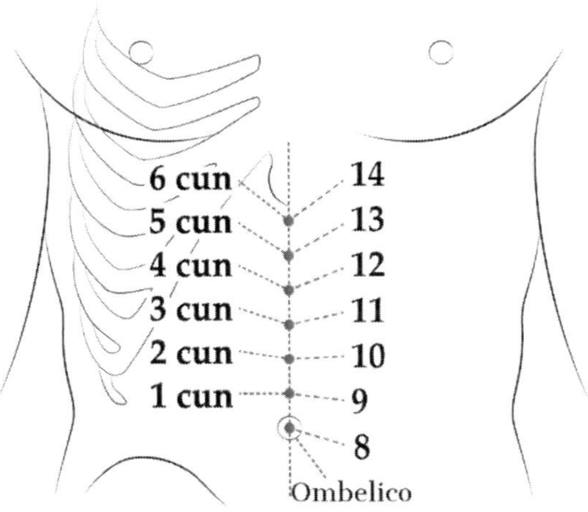

Ren

Ren 9
Situato 1 cun sopra l'ombelico, sulla linea mediana.

Funzioni e impieghi frequenti
Regolarizza l'intestino e può essere usato per alleviare i dolori addominali.

Ren 10
Situato 2 cun sopra l'ombelico, sulla linea mediana.

Funzioni e impieghi frequenti
Regolarizza la milza e lo stomaco, in modo tale da agire sui disturbi di digestione come la gastrite, il dolore epigastrico, l'indigestione e i dolori addominali. Regolarizza la digestione per agire sull'indigestione e sul vomito di cibo che non è stato adeguatamente digerito.

Ren 11
Situato 3 cun sopra l'ombelico, sulla linea mediana.

Funzioni e impieghi frequenti
Regolarizza la milza e lo stomaco per agire sui disturbi della digestione.

Ren 12
Situato 4 cun sopra l'ombelico, sulla linea mediana.

Funzioni e impieghi frequenti
- Abbassa il Qi dello stomaco
- Agisce sulla digestione lenta
- Bruciore alla gola e all'esofago dovuto al reflusso gastrico
- Cibo non digerito nelle feci
- Disperde il fuoco di stomaco e il calore, ovvero un'infiammazione dello stomaco
- Dolori addominali
- Gastriti
- Rafforza la milza e lo stomaco per migliorare la digestione
- Reflusso gastrico
- Regolarizza la digestione
- Singhiozzo
- Ulcere
- Vomito

Ren 12 è un punto importante per regolarizzare la digestione. Lo stomaco dovrebbe digerire il cibo e mandarlo all'intestino tenue. Se rimane bloccato nello stomaco e non può essere digerito, può provocare il reflusso gastrico, l'ernia iatale, il vomito. I sintomi del fuoco di stomaco sono simili a quelli della gastrite. Ren 12 elimina quel tipo di infiammazione.

Ren 13
Situato 5 cun sopra l'ombelico, sulla linea mediana.

Funzioni e impieghi frequenti

- Dolore al cuore
- Fuoco di stomaco
- Nausea
- Reflusso gastrico
- Regolarizza il cuore
- Regolarizza lo stomaco

Ren 13 può essere usato per agire sulle gastriti, sulle ulcere, sul dolore al petto e sul vomito.

Ren 14
Situato 6 cun sopra l'ombelico, sulla linea mediana.

Funzioni e impieghi frequenti

- Apre il petto
- Calma la mente
- Giova al diaframma
- Regolarizza il cuore
- Regolarizza lo stomaco

Ren 14 regolarizza il cuore per alleviare il dolore al petto, ma agisce anche sui disturbi emozionali, come la paura, la depressione e l'ansia. Giova al diaframma e può essere usato per agire su disturbi quali il reflusso gastrico, il vomito e la difficoltà a deglutire.

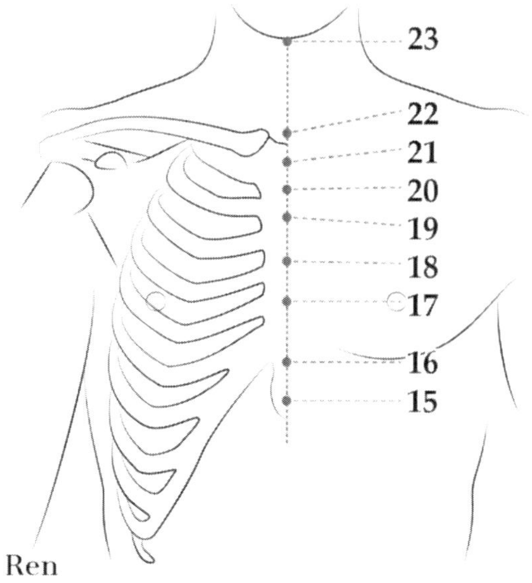

Ren 15
Situato 7 cun sopra l'ombelico, sulla linea mediana, sotto il processo xifoideo.

Funzioni e impieghi frequenti
Regolarizza il cuore. Regolarizza la circolazione nel petto per agire sul gonfiore al petto, sul reflusso gastrico, sulla pericardite, sulle palpitazioni.

Ren 16
Situato sulla linea mediana dello sterno, all'altezza del quinto spazio intercostale.

Funzioni e impieghi frequenti
Regolarizza la circolazione nel petto.

Ren 17
Situato all'altezza del quarto spazio intercostale, sulla linea mediana. Questo punto è situato all'altezza dei capezzoli.

Funzioni e impieghi frequenti

- Affanno
- Costrizione esofagea
- Difficoltà a deglutire
- Difficoltà respiratorie
- Disturbi al seno, come la mastite e l'ascesso
- Facilita la lattazione
- Reflusso gastrico
- Regolarizza i polmoni
- Singhiozzo
- Spasmi al diaframma

Ren 17 può essere usato per ripristinare la salutare circolazione nel petto.

Ren 18
Situato nel terzo spazio intercostale, sulla linea mediana.

Funzioni e impieghi frequenti
Regolarizza la circolazione nel petto.

Ren 19
Situato nel secondo spazio intercostale, sulla linea mediana.

Funzioni e impieghi frequenti
Ripristina la circolazione nel petto.

Ren 20
Situato all'altezza del primo spazio intercostale, nel punto centrale dell'angolo sternale.

Funzioni e impieghi frequenti
Ripristina la circolazione nel petto.

Ren 21
Situato 1 cun sotto Ren 22, sulla linea mediana.

Funzioni e impieghi frequenti
Regolarizza lo stomaco, ripristina la circolazione nel petto.

Ren 22
Nel centro della fossa soprasternale.

Funzioni e impieghi frequenti
Regolarizza i polmoni e rende umida la gola.

Ren 23
Sopra il pomo d'Adamo, nella depressione del bordo superiore dell'osso ioide.

Funzioni e impieghi frequenti
Giova alla lingua, ma non è usato spesso.

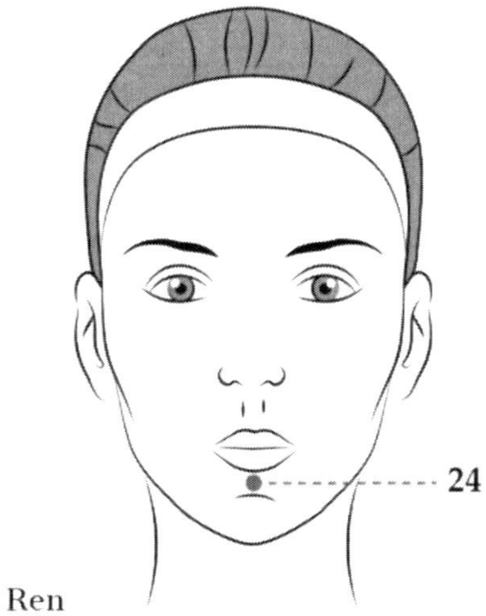

Ren 24
Nella depressione al centro del solco mento-labiale. In altre parole, situato a metà strada tra il mento e le labbra.

Funzioni e impieghi frequenti
Rilassa i tendini del volto, può essere usato per agire sulla deviazione della bocca e dell'occhio, sulla mascella bloccata, sulla paralisi facciale e sul dolore al collo.

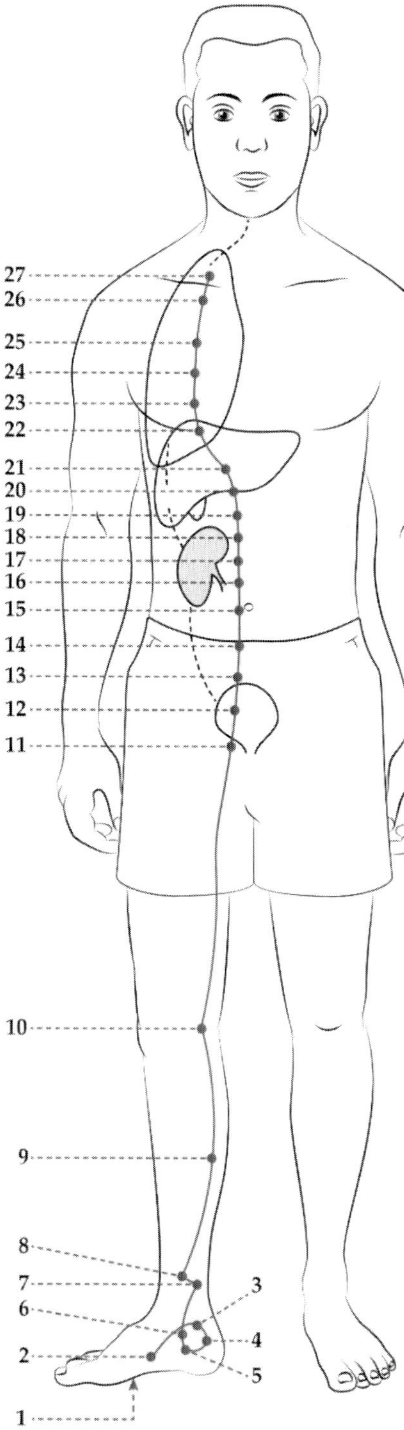

Meridiano del Rene

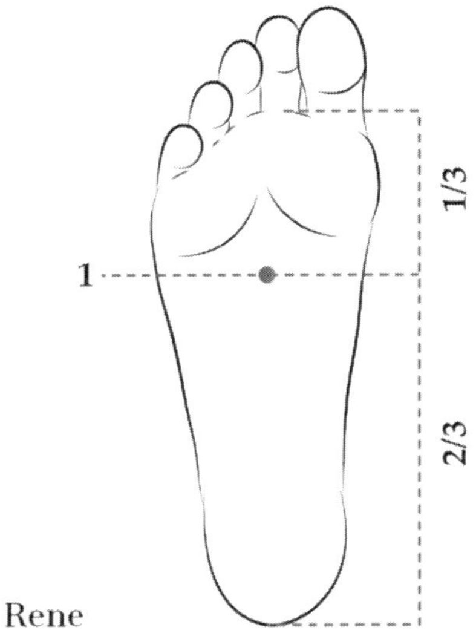

Rene 1
Situato sul lato della palma del piede nella depressione che si crea a 1/3 della palma, quando si flette il piede.

Funzioni e impieghi frequenti
Calma lo spirito e fa riprendere i sensi. Agisce sull'ansia, sull'insonnia, sul mal di testa. Questo punto è usato per abbassare l'energia in eccesso nella testa, con un effetto molto rilassante.

Rene 2
Situato davanti e sotto il malleolo mediale, nella depressione sotto la tuberosità dell'osso navicolare.

Funzioni e impieghi frequenti
Rafforza i reni, disperde il calore e il fuoco. Rene 2 può essere utilizzato per agire sul prolasso uterino e sul prurito genitale.

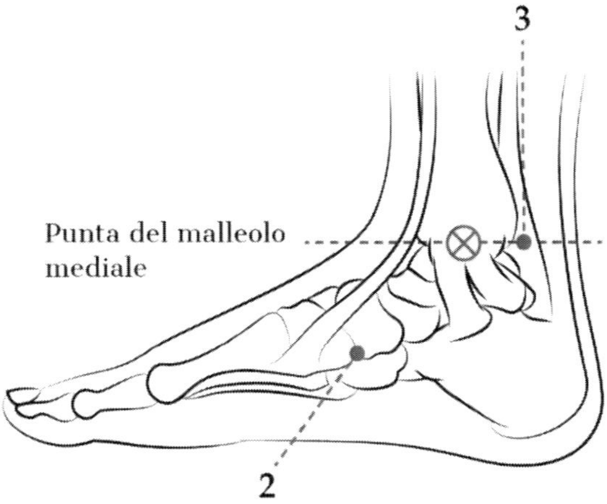

Rene

Rene 3
Nella depressione tra il malleolo mediale, che è l'osso della caviglia, e il retro della gamba. Il punto va localizzato a metà strada tra la punta del malleolo mediale e il retro della gamba.

Funzioni e impieghi frequenti

- Acufene
- Affanno
- Affaticamento causato da debolezza del rene
- Asma
- Dolore al tallone
- Incontinenza
- Insonnia
- Minzione frequente
- Minzione impellente
- Problemi di memoria
- Rafforza considerevolmente i reni
- Rafforza la base della schiena e le ginocchia, aiutando ad alleviarne il dolore e la debolezza.
- Rafforza lo Yang, che è associato con i problemi di urinazione

- Sordità

Rene 3 è il punto più importante del meridiano del Rene. È usato per trattare qualsiasi tipo di problema al rene, inclusa una minzione frequente o impellente, l'incontinenza, una frequente urinazione notturna e per calmare il feto. Può essere utilizzato per agire sui disturbi dell'udito come la sordità e l'acufene. Ha effetti benefici sui calcoli renali. Può anche agire sull'insonnia provocata da una debolezza del rene.

Note cliniche

Nella medicina cinese, i reni sono l'origine della salute. Se si mantengono i reni forti e in salute, si vivrà più a lungo e si sarà più sani. I reni sono uno degli organi più importanti nell'influenzare il livello di energia. L'affaticamento può essere causato da debolezza dei reni. Mi piace combinare questo punto con Rene 7 e Rene 6 per avere un effetto più potente.

Ho usato questa combinazione di punti (Rene 3, 6 e 7) per trattare una paziente che era in dialisi. Dopo poche settimane di trattamento non aveva più bisogno della dialisi. Questi punti hanno rafforzato i suoi reni quel che bastava perché potessero lavorare da soli. Non avanzerei mai la pretesa di poter alleviare i disturbi del rene con questi punti, ma in questo caso specifico, la paziente è stata in grado di interrompere la dialisi, dopo aver ricevuto quel trattamento per molti anni.

La dialisi filtra il sangue. Questo si rende necessario quando i reni sono troppo deboli per poter filtrare adeguatamente il sangue. Se si rafforzano i reni con l'agopuntura, il loro funzionamento viene migliorato. La digitopressione potrebbe essere efficace per questo scopo. L'agopuntura è decisamente più potente, ma si può trarre giovamento per i reni utilizzando la digitopressione su Rene 3, 6 e 7.

Ho inoltre usato Rene 3, 6 e 7 anche su un'altra paziente che aveva problemi al rene. Le era stato detto che il funzionamento del suo rene stava declinando, probabilmente a causa di una reazione a un antibiotico. Il suo medico le ha detto che sarebbe potuta andare in dialisi. Sottoponendosi ad agopuntura a cadenza settimanale ha ripristinato il funzionamento del rene e non è dovuta andare in dialisi.

Un altro fattore da considerare a proposito dei punti del rene è il loro effetto sulle emozioni. I reni sono associati allo slancio e alla forza di volontà. Se i reni sono deboli, si soffrirà di affaticamento e la propria spinta per andare avanti sarà ridotta. Per un'insufficienza importante al rene, l'erboristeria cinese è molto efficace per ripristinare velocemente gli aspetti emozionali dei reni. Un rene debole può anche provocare la sensazione di freddo generale, così come vampate di calore.

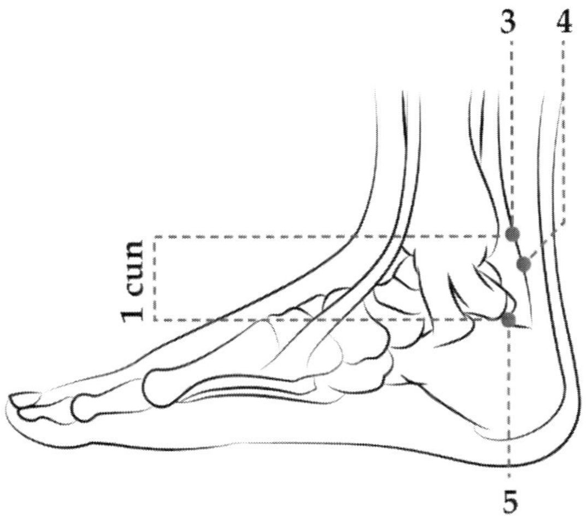

Rene

Rene 4
Situato sotto e dietro il malleolo mediale, vicino al tendine d'Achille.

Funzioni e impieghi frequenti

- Affaticamento cronico
- Asma
- Bocca secca
- Calma la mente
- Stitichezza
- Demenza, libera la mente
- Difficoltà nel deglutire
- Dolore al tallone
- Dolore alla base della schiena
- Forza di volontà, fortifica la volontà
- Minzione dolorosa
- Palpitazioni
- Rafforza i reni
- Stati Maniacali o altri squilibri emozionali
- Vampate di calore

Rene 4 è veramente calmante e migliora anche i problemi emozionali come, per esempio, la forza di volontà. Nella medicina cinese bisogna avere dei reni forti per avere livelli di energia salutari, per avere la motivazione e lo slancio necessari a portare avanti la propria vita. Rene 4 calma lo spirito e libera la mente. Può essere utilizzato per l'affaticamento cronico, il dolore al tallone, la tosse mista a sangue, le difficoltà respiratore e il dolore alla base della schiena provocato dalla debolezza del rene. Nella teoria medica cinese i reni influenzano anche alcuni problemi respiratori.

Rene 5

Situato 1 cun sotto Rene 3.

Funzioni e impieghi frequenti

Rafforza i Reni, regolarizza la vescica e le mestruazioni. Può essere usato per agire sulle mestruazioni irregolari o dolorose, sul prolasso uterino, sulla minzione dolorosa, sulla vista offuscata e sulla minzione frequente.

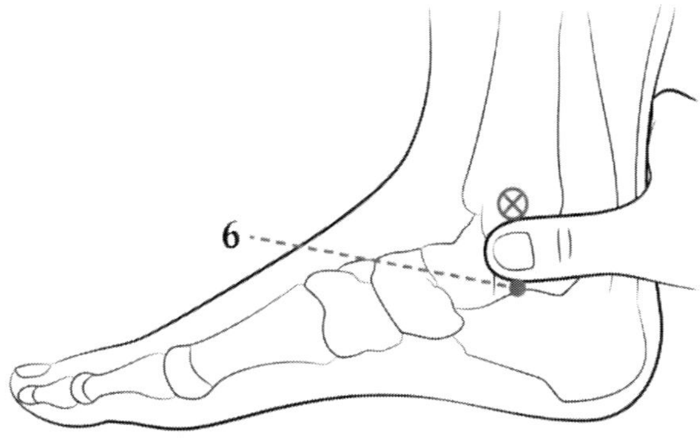

Rene

Rene 6
Nella depressione del bordo inferiore del malleolo mediale, 1 cun sotto il malleolo mediale (osso interno della caviglia).

Funzioni e impieghi frequenti

- Accelera il parto, da non usare durante la gravidanza
- Asma
- Calma la mente
- Stitichezza
- Edema
- Gola infiammata
- Insonnia
- Inumidisce la gola
- Mestruazioni irregolari
- Minzione “bavosa”
- Minzione frequente
- Prolasso uterino
- Rafforza i reni
- Troppa sonnolenza
- Vampate di calore

Rene 6 può essere usato per trattare la gola infiammata o secca. È uno dei punti più importanti per l'insonnia, poiché molto calmante. Agisce anche sui problemi urinari come minzione frequente e incontinenza.

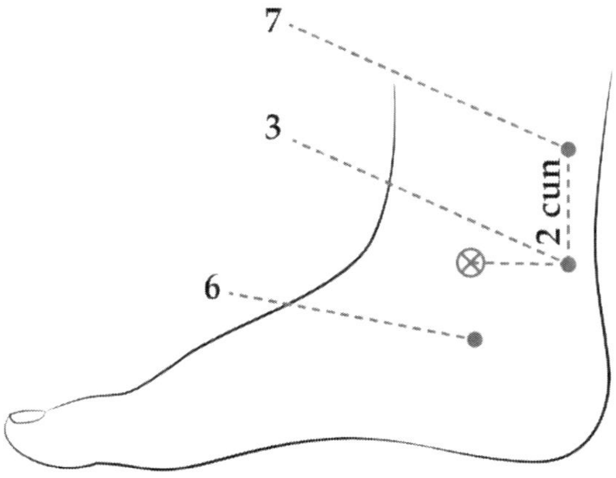

Rene

Rene 7
Situato 2 cun sopra Rene 3.

Funzioni e impieghi frequenti

- Bocca secca
- Dolore al piede
- Dolore alla base della schiena
- Edema, ovvero una ritenzione idrica che causa gonfiore, spesso nelle caviglie e nei piedi
- Incontinenza
- Nefriti
- Rafforza i reni
- Regolarizza il sudore
- Regolarizza la vescica
- Regolarizza l'urinazione
- Sudori notturni
- Minzione frequente dovuta a debolezza del rene

Rene 7 è un punto fondamentale e può essere utilizzato per trattare tutti gli aspetti dei reni. È in particolar modo utile per agire sull'incontinenza, sebbene anche l'erboristeria cinese sia molto importante per questo scopo. L'edema si verifica quando il corpo non è in grado di liberarsi dai liquidi in eccesso. Ci si può auto-testare premendo le dita con fermezza sulla caviglia per 30 secondi. Se rimane il segno di una depressione, dopo aver rimosso le dita, questo è un segnale di una ritenzione idrica. Si tratta di un problema su cui bisogna agire, poiché è un segnale che qualcosa non sta funzionando a dovere. La medicina cinese può trattare la causa profonda di questo problema.

Rene 7 è in particolar modo usato per trattare i problemi urinari, incluse un'urinazione dolorosa e le nefriti.

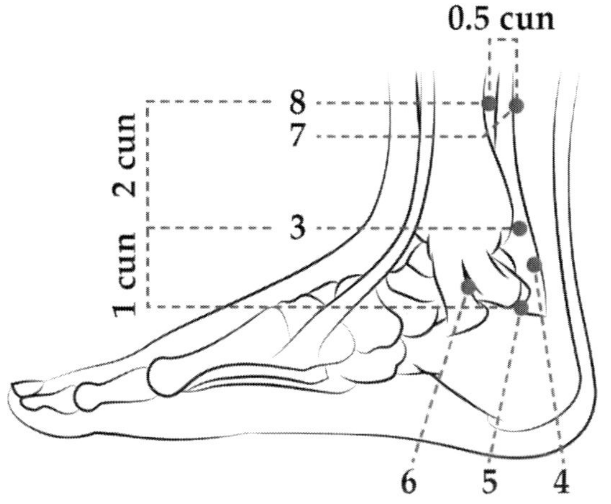

Rene

Rene 8

Situato .5 cun davanti a Rene 7, e 2 cun sopra Rene 3.

Funzioni e impieghi frequenti

Rene 8 rafforza i reni, regolarizza le mestruazioni, ferma il sanguinamento uterino anomalo e agisce anche sul prolasso uterino, sul dolore e sul gonfiore dei testicoli.

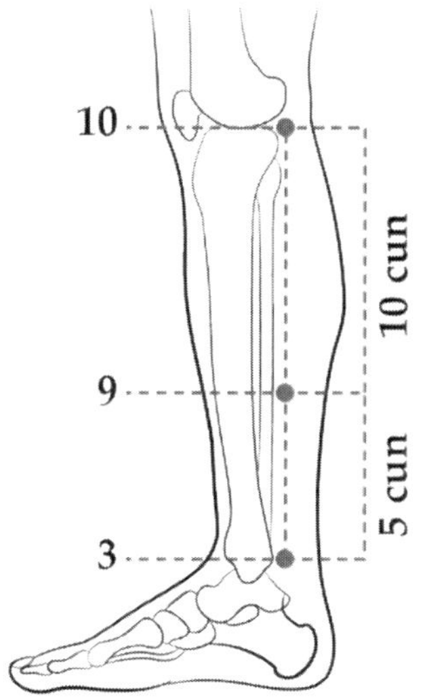

Rene

Rene 9
Situato 5 cun direttamente sopra Rene 3, all'estremità inferiore del muscolo gastrocnemio.

Funzioni e impieghi frequenti
Rafforza i reni e calma lo spirito. Può essere utilizzato per trattare i disturbi emozionali, come la psicosi maniaco-depressiva e gli stati maniacali, sebbene non sia molto usato per questo scopo. Può anche alleviare il dolore al piede sul suo arco interno.

Rene 10
Per localizzarlo occorre flettere il ginocchio: questo punto si trova nel lato interno della gamba alla fine della piega del ginocchio.

Funzioni e impieghi frequenti
Rafforza i reni e disperde il calore. Può essere usato per alleviare il dolore e il prurito genitale e il dolore al ginocchio.

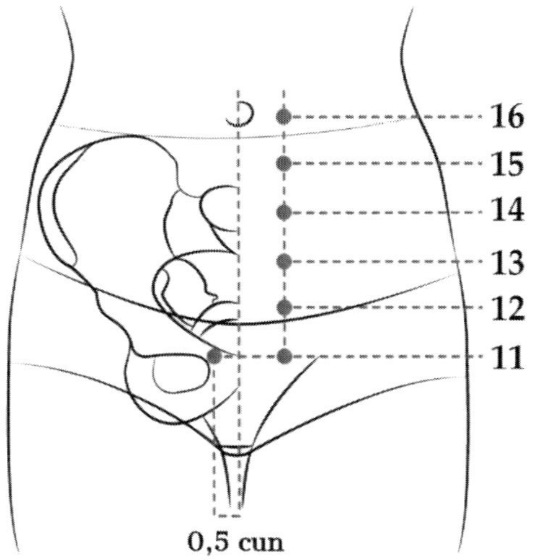

Rene

Rene 11
Situato 5 cun sotto l’ombelico, sul bordo superiore dell'osso pubico, 5 cun a lato di Ren 2.

Funzioni e impieghi frequenti
Non è frequentemente usato a causa della sua posizione nella zona inguinale, ma può essere utilizzato per agire sul prolasso uterino e suoi disturbi urinari.

Rene 12
Situato 4 cun sotto l’ombelico, .5 cun a lato di Ren 3.

Funzioni e impieghi frequenti
Non è frequentemente usato a causa della sua posizione nella zona inguinale, ma può essere utilizzato per agire sui problemi genitali.

Rene 13
Situato 3 cun sotto l’ombelico, .5 cun a lato di Ren 4.

Funzioni e impieghi frequenti
Regolarizza il basso addome. Può essere usato per agire sulle mestruazioni irregolari e sulle difficoltà urinarie.

Rene 14
Situato 2 cun sotto l'ombelico, .5 cun a lato di Ren 5.

Funzioni e impieghi frequenti
Agisce sul basso addome, sul sanguinamento uterino, sulle mestruazioni irregolari, sui dolori e sulla distensione addominale.

Rene 15
Situato 1 cun sotto l'ombelico, .5 cun a lato di Ren 7.

Funzioni e impieghi frequenti
Rene 15 può essere usato per le mestruazioni irregolari e i dolori addominali.

Rene 16
Situato .5 cun a lato dell'ombelico, all'altezza di Ren 8, che si trova all'altezza dell'ombelico.

Funzioni e impieghi frequenti
Regolarizza l'intestino agendo sulla stitichezza e su altri problemi digestivi.

Rene 17
Situato 2 cun sopra l'ombelico, .5 cun a lato della linea mediana.

Funzioni e impieghi frequenti
Questo punto può essere usato per alleviare i dolori addominali.

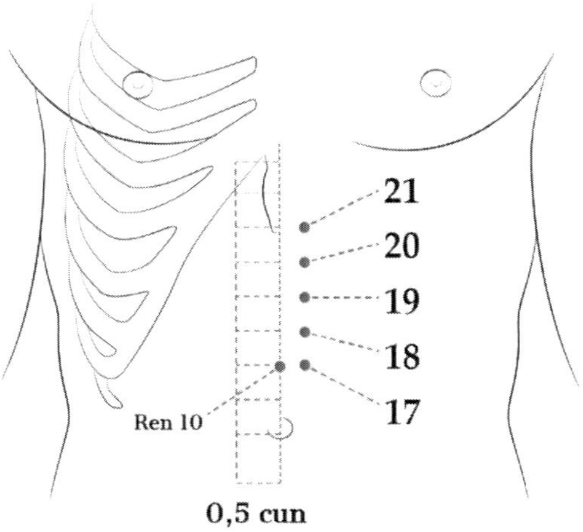

Rene

Rene 18
Situato 3 cun sopra l'ombelico, .5 cun a lato di Ren 11.

Funzioni e impieghi frequenti
Può essere utilizzato per alleviare i dolori addominali post-parto.

Rene 19
Situato 4 cun sopra l'ombelico, .5 cun a lato del meridiano Ren.

Funzioni e impieghi frequenti
Può essere utilizzato per i dolori addominali o i problemi allo stomaco come il vomito e la nausea.

Rene 20
Situato 5 cun sopra l'ombelico, .5 cun a lato della linea mediana o meridiano Ren.

Funzioni e impieghi frequenti
Regolarizza lo stomaco. Può essere usato per i dolori addominali, il vomito e l'indigestione.

Rene 21
Situato 6 cun sopra l'ombelico e .5 cun a lato del meridiano Ren.

Funzioni e impieghi frequenti
Regolarizza lo stomaco e il fegato per agire su problemi come il vomito e il dolore addominale.

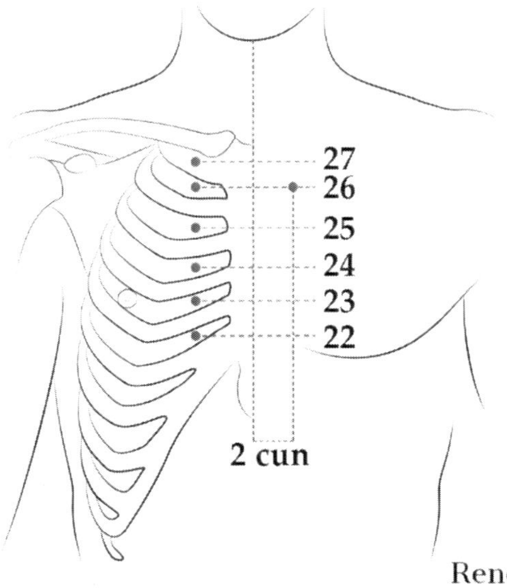

Rene

Rene 22
Nel quinto spazio intercostale, 2 cun a lato del meridiano Ren.

Funzioni e impieghi frequenti
Migliora la circolazione nel petto. Può essere usato per la tosse o per altri disturbi al petto. Non è frequentemente usato a causa della sua posizione sopra i polmoni.

Rene 23
Nel quarto spazio intercostale, 2 cun a lato della linea mediana.

Funzioni e impieghi frequenti
Regolarizza la circolazione nel petto. Può essere usato per le mastiti.

Rene 24
Situato nel terzo spazio intercostale, 2 cun a lato della linea mediana.

Funzioni e impieghi frequenti
Regolarizza la circolazione nel petto. Apporta benefici ai seni. Può essere usato per alleviare la tosse, l'asma, gli ascessi al seno e l'affanno. Non è molto usato a causa della sua posizione sopra i polmoni.

Rene 25
Nel secondo spazio intercostale, 2 cun a lato del meridiano Ren.

Funzioni e impieghi frequenti
Regolarizza i polmoni e lo stomaco. Può essere usato per alleviare la tosse e il dolore al petto. Non è frequentemente usato a causa della sua posizione.

Rene 26
Nel primo spazio intercostale, 2 cun a lato del meridiano Ren.

Funzioni e impieghi frequenti
Regolarizza la circolazione nel petto.

Rene 27
Nella depressione sul bordo inferiore della clavicola, 2 cun a lato del meridiano Ren.

Funzioni e impieghi frequenti
Regolarizza la circolazione nel petto. Allevia la tosse e l'affanno, sebbene non sia frequentemente usato. Altri punti, come Polmone 5, 7 o 9 sono più frequentemente usati per trattare i problemi ai polmoni.

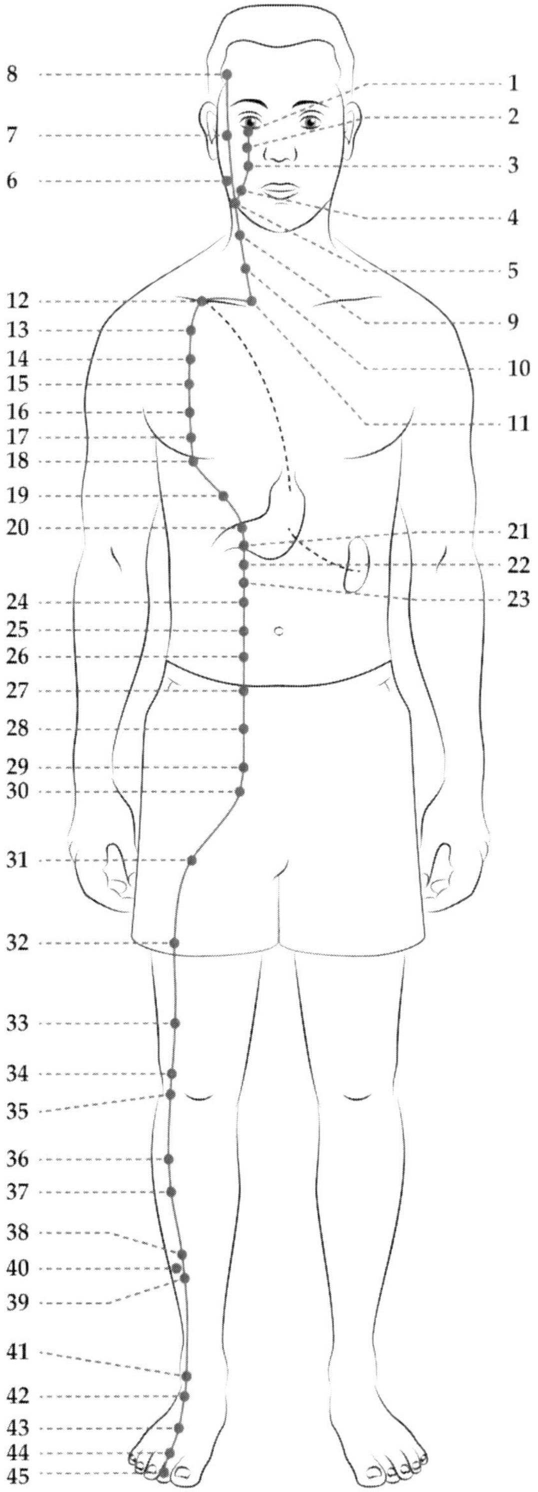

Meridiano dello Stomaco

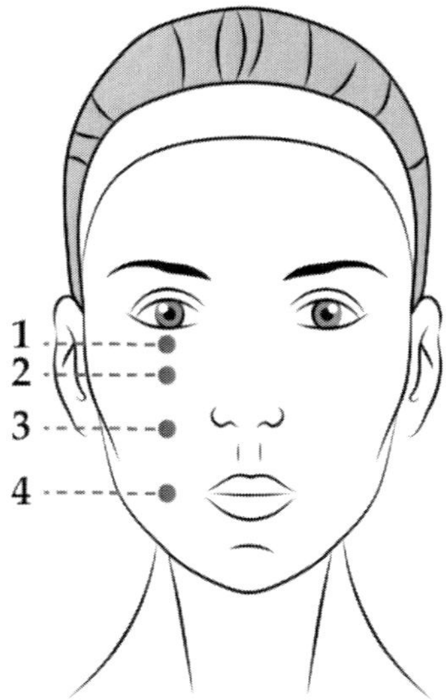

Stomaco

Stomaco 1
Situato direttamente sotto la pupilla nella cresta lacrimale, che è l'osso della cavità oculare.

Funzioni e impieghi frequenti
Stomaco 1 regolarizza la circolazione negli occhi e può essere utilizzato per agire su tutti i disturbi oculari inclusi la congiuntivite, il dolore all'occhio e un'eccessiva lacrimazione.

Stomaco 2
Situato direttamente sotto la pupilla sul bordo inferiore dell'incavo del bulbo oculare.

Funzioni e impieghi frequenti
Questo punto può essere utilizzato al posto di Stomaco 1 per trattare i disturbi oculari. Stomaco 2 agisce sul prurito agli occhi, su una lacrimazione eccessiva, sulla nevralgia del trigemino, sulla congiuntivite, sulla miopia, sugli spasmi delle palpebre, sul rossore e il dolore oculare e sul daltonismo. È citato anche per espellere parassiti, per agire sui vermi nel condotto biliare. Può

aprire il naso per alleviare il mal di testa da sinusite e dall'infiammazione sinusale.

Stomaco 3
Situato direttamente sotto la pupilla, all'altezza del bordo inferiore delle narici.

Funzioni e impieghi frequenti
Agisce sulla paralisi facciale, sulla nevralgia del trigemino, sul prurito alle palpebre, sul mal di denti, sul gonfiore delle labbra e delle guance e su un'eccessiva lacrimazione.

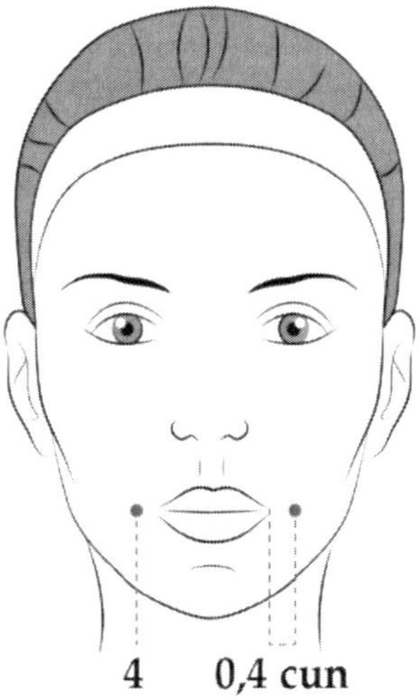

Stomaco

Stomaco 4
Situato .4 cun a lato dell'angolo della bocca.

Funzioni e impieghi frequenti
Agisce sulla paralisi facciale, sulla nevralgia del trigemino, su un'eccessiva produzione di saliva, sulla deviazione della bocca, sul mal di denti, sul prurito alle palpebre, sull'incapacità di chiudere gli occhi. Questo punto ripristina fortemente la circolazione nel meridiano dello Stomaco per agire sulle patologie del volto. Quando si agisce suoi disturbi nervosi come

la paralisi facciale, il lato del volto non affetto può essere a sua volta trattato.

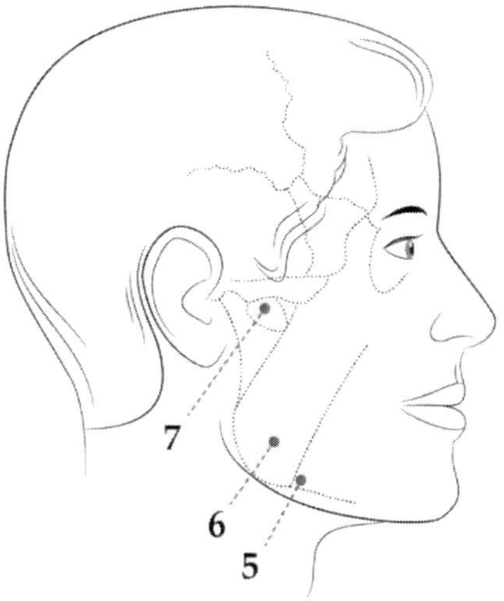

Stomaco

Stomaco 5
Situato davanti all'angolo della mandibola, davanti al muscolo massetere nella depressione che si forma quando la guancia è gonfia.

Funzioni e impieghi frequenti
Agisce sulla paralisi facciale, sul dolore al volto, sulla mascella bloccata, sul gonfiore del volto, sulla deviazione della bocca e sul mal di denti.

Stomaco 6
Situato per la larghezza di un dito, davanti e sopra all'angolo della mandibola, nella protuberanza del muscolo massetere. In altre parole: situato davanti e sotto l'angolo della mandibola, da localizzare con la mandibola serrata, il che provoca un leggero rigonfiamento del muscolo.

Funzioni e impieghi frequenti
Agisce sulla paralisi facciale, sulla mascella bloccata, sul mal di denti nell'arcata inferiore, sulla gola infiammata, sulle tensioni nella mascella. Elimina le ostruzioni nel meridiano provocate da un ictus o da un frequente digrignamento dei denti (bruxismo). Ha effetti benefici sulla difficoltà di aprire la bocca.

Stomaco 7
Situato nel bordo inferiore dell'arco zigomatico, o zigomo, nella depressione davanti al processo condiloideo dell'osso mascellare.

Funzioni e impieghi frequenti
- Acufene – fischi nelle orecchie
- Difficoltà ad aprire la bocca, ad esempio mascella bloccata
- Digrignamento dei denti
- Dislocazione della mascella
- Dolore al volto
- Mal di denti
- Nevralgia del trigemino
- Paralisi facciale
- Sordità

Stomaco 7 è posizionato davanti all'orecchio ed è molto efficace nel trattare i disturbi della mandibola. Trattare questo punto rilasserà i muscoli intorno alla mandibola e permetterà che questa funzioni normalmente. Un regolare digrignamento dei denti o bruxismo per stress può provocare dei problemi articolari quando i muscoli tesi influenzano la mobilità e l'allineamento dell'articolazione.

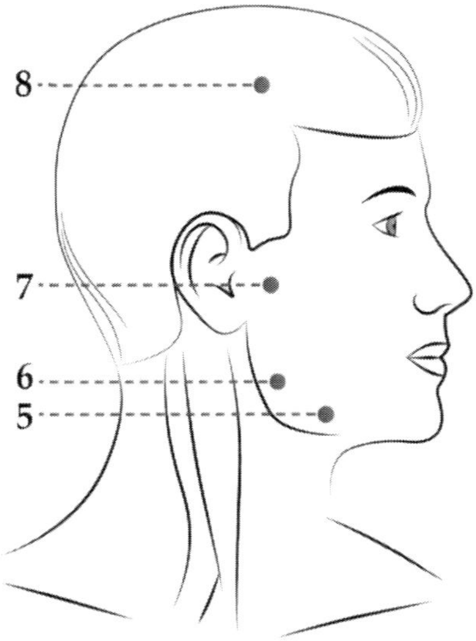

Stomaco

Stomaco 8
Situato 5 cun dall' attaccatura frontale dei capelli, all'angolo della fronte.

Funzioni e impieghi frequenti
Agisce sulla vista offuscata, sul tic alle palpebre e sul dolore bruciante agli occhi. Migliora la circolazione negli occhi e può essere benefico nel caso di un'eccessiva lacrimazione.

Nota bene: i punti sul meridiano dello Stomaco localizzati sul collo e sul petto non sono frequentemente usati. Ho voluto includerli per completezza.

Stomaco 9
Situato sul collo, 1,5 cun a lato della laringe.

Funzioni e impieghi frequenti
Rende umida la gola e può essere usato per agire sulla difficoltà a deglutire.

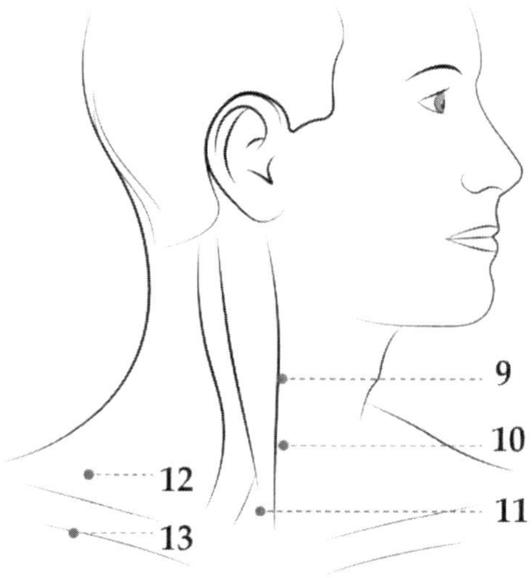

Stomaco

Stomaco 10
Sul bordo anteriore del muscolo sternocleidomastoideo, a metà strada tra Stomaco 9 e Stomaco 11.
Funzioni e impieghi frequenti
Allevia le infiammazioni alla gola.

Stomaco 11
Sull'estremità mediale della clavicola, direttamente sotto a Stomaco 9.

Funzioni e impieghi frequenti
Allevia le infiammazioni alla gola.

Stomaco 12
Situato nel mezzo della fossa sovraclaveare.

Funzioni e impieghi frequenti
Allevia le infiammazioni alla gola, la tosse e il dolore alla fossa sovraclaveare, che è l'area che si trova sopra alla clavicola.

Stomaco 13
Direttamente sotto Stomaco 12, sul bordo inferiore della clavicola.

Funzioni e impieghi frequenti
Allevia la sensazione di gonfiore al petto, la tosse e l'asma.

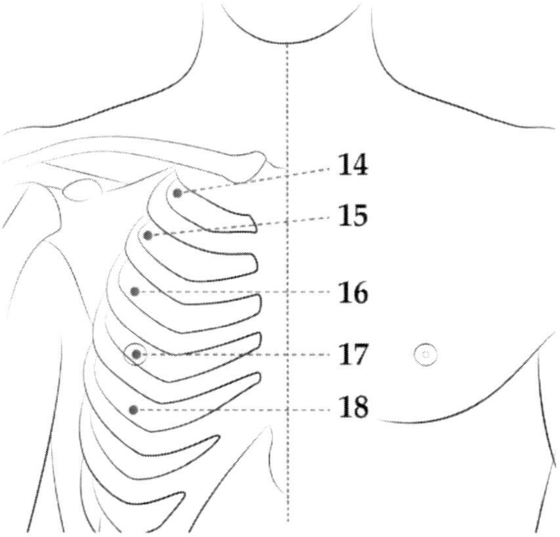

Stomaco

Stomaco 14
Situato nel primo spazio intercostale, o fra le costole, 4 cun a lato della linea mediana.

Funzioni e impieghi frequenti
Agisce sul gonfiore al petto.

Stomaco 15
Situato nel secondo spazio intercostale, 4 cun al lato della linea mediana.

Funzioni e impieghi frequenti
Allevia il dolore al seno e la mastite. Agisce sui disturbi del polmone, quali la tosse, l'affanno e il fiato corto.

Stomaco 16
Situato nel terzo spazio intercostale, 4 cun a lato della linea mediana

Funzioni e impieghi frequenti
Agisce sul dolore al petto, sul fiato corto, sull'asma e sui disturbi del seno come ascessi e mastite.

Stomaco 17
Situato accanto al capezzolo, nel quarto spazio intercostale, 4 cun a lato della linea mediana.

Funzioni e impieghi frequenti
Questo punto è usato come punto di riferimento anatomico e non è frequentemente trattato.

Stomaco 18
Situato nel quinto spazio intercostale, direttamente sotto il capezzolo.

Funzioni e impieghi frequenti
Agisce sulla lattazione insufficiente, sulla mastite e sul dolore al seno. Regolarizza la circolazione nei seni. Migliora la circolazione nel petto per alleviare la tosse, sensazione di gonfiore al petto, la bronchite e l'asma.

Stomaco 19
Situato 6 cun sopra l'ombelico, 2 cun a lato della linea mediana.

Funzioni e impieghi frequenti
Agisce sui disturbi dello stomaco come la distensione addominale, il vomito e il dolore allo stomaco.

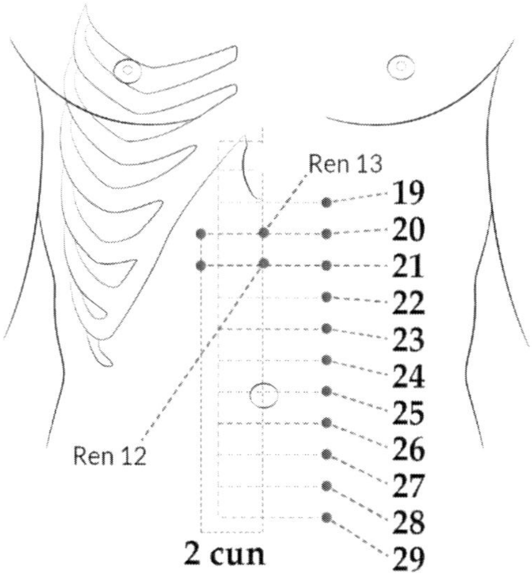

Stomaco

Stomaco 20
Situato 5 cun sopra l'ombelico, 2 cun a lato della linea mediana.

Funzioni e impieghi frequenti
Allevia il dolore allo stomaco, il vomito e la distensione addominale.

Stomaco 21
Situato 4 cun sopra l'ombelico, 2 cun a lato della linea mediana. Situato al livello di Ren 12.

Funzioni e impieghi frequenti
Allevia il dolore allo stomaco, la distensione addominale, il vomito. Regolarizza la digestione.

Stomaco 22
Situato 3 cun sopra l'ombelico, 2 cun a lato della linea mediana.

Funzioni e impieghi frequenti
Agisce sulla distensione addominale, sulla diarrea e sull'edema.

Stomaco 23
Situato 2 cun sopra l'ombelico, 2 cun a lato della linea mediana.

Funzioni e impieghi frequenti
Allevia il dolore allo stomaco, il dolore addominale e la diarrea.

Stomaco 24
Situato 1 cun sopra l'ombelico, 2 cun a lato della linea mediana.

Funzioni e impieghi frequenti
Allevia il dolore allo stomaco e il vomito. Calma la mente e allevia la sindrome maniaco-depressiva. Una fonte lo indica per il trattamento di psicosi maniacali. È importante ricordare che la medicina cinese tratta i disturbi emozionali attraverso un proprio sistema di diagnosi legato alla struttura dell'organo.

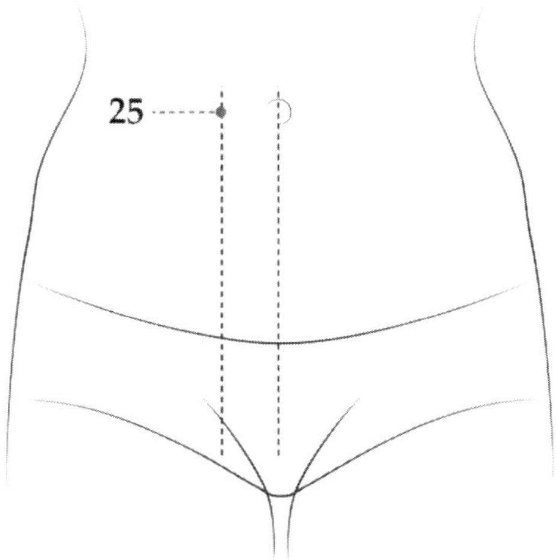

Stomaco

Stomaco 25
Situato 2 cun a lato di l'ombelico.

Funzioni e impieghi frequenti

- Appendicite
- Ascessi intestinali
- Coliti
- Stitichezza
- Diarrea
- Dolore addominale
- Dolore all'ombelico
- Edema
- Ostruzioni intestinali
- Pancreatite
- Regolarizza le mestruazioni
- Regolarizza l'intestino
- Regolarizzi la digestione
- Rende umido e regolarizza l'intestino per trattare la stitichezza
- Vomito

Questo punto non dovrebbe essere usato durante la gravidanza.

Questo è un punto fondamentale per trattare i disturbi della digestione. Viene combinato con altri punti per regolarizzare l'intestino e per agire sia sulla stitichezza che sulla diarrea. Migliora la circolazione nell'intestino, regolarizzando il funzionamento intestinale. Può essere usato dopo un'operazione all'addome per ripristinare il suo normale funzionamento.

Stomaco 26
Situato 1 cun sotto l'ombelico, 2 cun a lato della linea mediana.

Funzioni e impieghi frequenti
Allevia il dolore addominale, l'ernia e il dolore mestruale.

Stomaco 27
Situato 2 cun sotto l'ombelico, 2 cun a lato della linea mediana.

Funzioni e impieghi frequenti
Agisce sulla distensione addominale e sull'ernia. Rafforza i reni per migliorare l'urinazione e attenua la minzione dolorosa. Agisce sull'eiaculazione precoce e sulle difficoltà urinarie.

Stomaco 28
Situato 3 cun sotto l'ombelico, 2 cun a lato della linea mediana.

Funzioni e impieghi frequenti
Agisce sulla ritenzione delle urine e delle feci, sulla minzione dolorosa, sulle nefriti, sulla distensione addominale, sul dolore alla base della schiena, sul dolore genitale, sulla stitichezza e sui cicli mestruali dolorosi. Secondo una fonte espelle i calcoli renali.

Stomaco 29
Situato 4 cun sotto l'ombelico, 2 cun a lato della linea mediana.

Funzioni e impieghi frequenti
Agisce sul prolasso uterino, sul dolore alla vagina, sull'infertilità e regolarizza le mestruazioni. Ha effetti benefici sull'ernia, sulla leucorrea, sull'amenorrea, ovvero sull'assenza anomala del ciclo.

Stomaco 30
Situato 5 cun sotto l'ombelico, 2 cun a lato della linea mediana. Stomaco 30 si trova nella zona inguinale, perciò non è frequentemente usato.

Funzioni e impieghi frequenti
Regolarizza le mestruazioni, ha effetti benefici sull'infertilità e sui cicli mestruali dolorosi. Una fonte dice che ripristina l'utero alla sua forma normale dopo il parto. Allevia il dolore genitale e addominale.

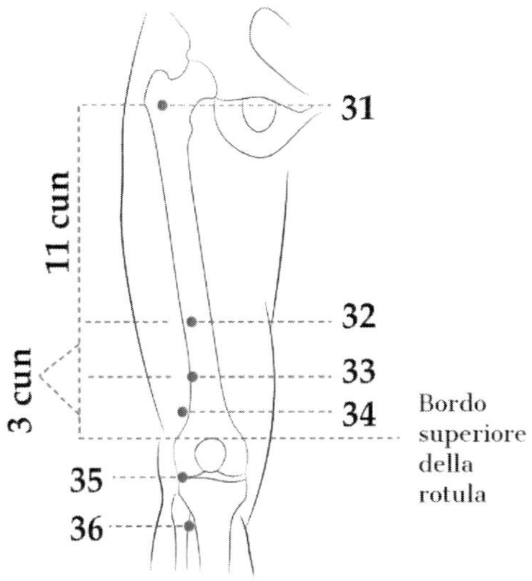

Stomaco

Stomaco 31
Situato sotto la spina iliaca anteriore superiore, all'altezza del bordo inferiore della sinfisi pubica.

Funzioni e impieghi frequenti
Agisce sull'atrofia o sulla paralisi delle gambe e dell'anca, sul dolore all'anca, sul torpore e sul dolore alla gamba. Può essere combinato con Stomaco 36 e Stomaco 41 per alleviare il dolore e ripristinare il normale funzionamento della gamba e dell'anca.

Stomaco 32
Situato a 6 cun dalla rotula, sulla linea che connette la spina iliaca anteriore superiore al bordo laterale della rotula.

Funzioni e impieghi frequenti
Agisce sul dolore al ginocchio, sulla paralisi dei muscoli del ginocchio, sul dolore alla base della schiena e sull'orticaria.

Stomaco 33
Situato 3 cun dal bordo superiore della rotula, sulla linea tra il bordo laterale della rotula e la spina iliaca anteriore superiore.

Funzioni e impieghi frequenti
Allevia il dolore alla base della schiena, le gambe e le ginocchia deboli, il dolore alle cosce. Dona sollievo al dolore e alla rigidità della gamba e del ginocchio.

Stomaco 34
Situato 2 cun sopra il bordo superiore della rotula.

Funzioni e impieghi frequenti
Allevia il dolore e il gonfiore al ginocchio, il dolore alla gamba. Agisce sul reflusso gastrico e sul dolore allo stomaco.

Si tratta di un punto fondamentale per alleviare il dolore al ginocchio. È spesso combinato con Stomaco 35 e 36, così come con Milza 9 e 10 e con l'He Ding, che si trova sulla parte superiore del ginocchio. Combinando questi punti, si migliora nettamente il flusso sanguigno nel ginocchio per alleviare il dolore e per medicare il ginocchio dopo una lesione o per agire sull'osteoartrosi del ginocchio e prevenire la necessità di un'operazione. L'articolazione del ginocchio è larga ed è facilmente influenzata dalla mancanza di una salutare circolazione sanguigna.

Uno dei miei pazienti aveva rotto in due parti la sua rotula. Doveva sottoporsi a un'operazione per sistemarla, ma dopo l'operazione, come potete immaginare, il suo ginocchio doleva molto. Ho trattato i punti usuali del ginocchio, ma provava ancora dolore. Ho realizzato che il tessuto cicatrizzato si era accumulato intorno alla rotula, in quanto era stato immobile per più di un mese.

Il tessuto connettivo sulla parte superiore della rotula era infossato oppure si era accumulato del tessuto cicatrizzato, o entrambi. Così ho posizionato 30 aghi sulla parte superiore della rotula, ho semplicemente inserito gli aghi nella pelle, per penetrare la pelle e il tessuto dell'articolazione. Questo non è qualcosa che si impara a scuola, occorre adattarsi quando i pazienti non rispondono come ci si attende. Dopo aver trattato il suo ginocchio in questa maniera, il dolore è sparito quasi del tutto.

Questo caso dimostra perché sia importante ricordare che l'agopuntore sceglierà i punti necessari in base alla sua formazione e a come il paziente risponde ad ogni trattamento. Ogni volta che ci si sottopone ad agopuntura, punti completamente diversi possono essere trattati. Tutti i tipi di agopuntura sono efficaci: ci sono molti modi per agire su una patologia con questo metodo.

Stomaco 35

Situato nella piegatura del ginocchio, questo punto si trova sul bordo inferiore della rotula, nella depressione laterale del legamento rotuleo, il tessuto connettivo della rotula.

Funzioni e impieghi frequenti

Allevia il dolore e il gonfiore del ginocchio, così come il torpore e l'atrofia della parte inferiore della gamba.

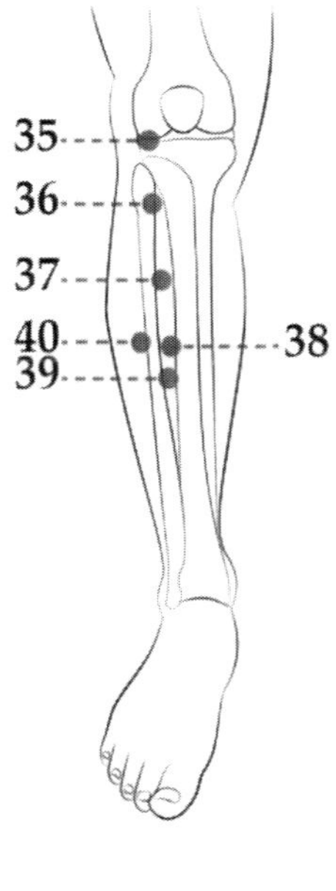

Stomaco

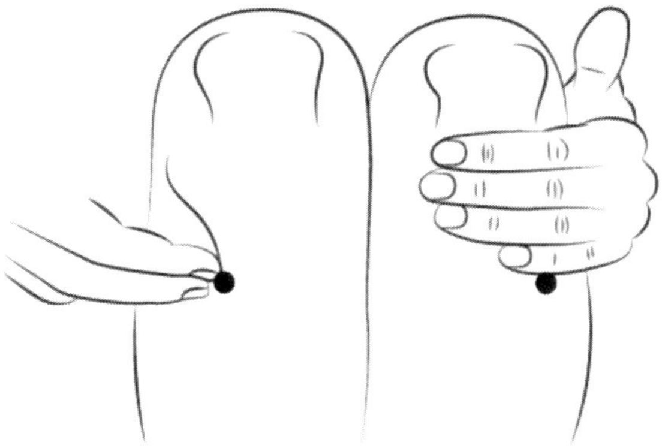

Stomaco 36

Stomaco 36
Situato 3 cun sotto Stomaco 35, e distante la larghezza di un dito dalla cresta anteriore della tibia.

Stomaco 36 può essere individuato in diversi modi. Si può porre la mano sopra il ginocchio per misurare il punto. Il dito indice è posto all'altezza degli occhi del ginocchio, che sono le piccole depressioni su entrambi i lati della rotula. Il punto si trova subito sotto il dito mignolo. Si può anche individuarlo usando come punto di riferimento la tibia o osso del polpaccio.

Funzioni e impieghi frequenti
Stomaco 36 è forse il punto più frequentemente usato in agopuntura. Ha così tante funzioni che le dividerò a seconda del loro ambito in modo che sia più semplice seguirle. La digitopressione è efficace su questo punto.

Regolarizza e fortifica la Milza e lo Stomaco

- Affaticamento
- Stitichezza
- Diarrea

- Difficoltà a deglutire
- Dolore addominale
- Dolore allo stomaco
- Edema, ritenzione idrica
- Eruttazione
- Gastrite
- Indigestione
- Mastite
- Nausea
- Pancreatite
- Pienezza addominale
- Prolasso degli organi
- Scarso appetito
- Singhiozzo
- Spasmi al diaframma
- Vomito

Regolarizza e rafforza i polmoni

- Affaticamento
- Asma
- Difficoltà respiratorie
- Fiato corto
- Tonifica il sistema immunitario, può essere usato per le allergie, il raffreddore e l'influenza e per una debolezza generale del sistema immunitario
- Tosse

Regolarizza e rende umido l'intestino

- Appendicite
- Ascessi intestinali
- Stitichezza
- Diarrea
- Dolore addominale
- Enterite, infiammazione dell'intestino

Regolarizza e rafforza il sistema immunitario

- Allergie
- Raffreddore e influenza
- Orticaria

Miscellanea

- Alta pressione sanguigna, combinato con altri punti per trattare le cause soggiacenti
- Anemia, aiuta a formare il sangue
- Ascessi al seno
- Capogiri
- Debolezza al ginocchio
- Debolezza alla gamba
- Difficoltà a deglutire
- Dolore al ginocchio, combinato con altri punti
- Dolore alla gamba
- Emiplegia
- Giava alla lattazione
- Leucorrea
- Mastite
- Paralisi alla gamba
- Vista offuscata

Questo è uno dei punti migliori sul corpo per migliorare i livelli di energia. Migliora la digestione e dà sollievo all'affaticamento. È chiamato "Tre miglia del piede", perché il detto dice che anche quando si è vicini allo sfinimento, si può trattare questo punto e camminare per altre tre miglia.

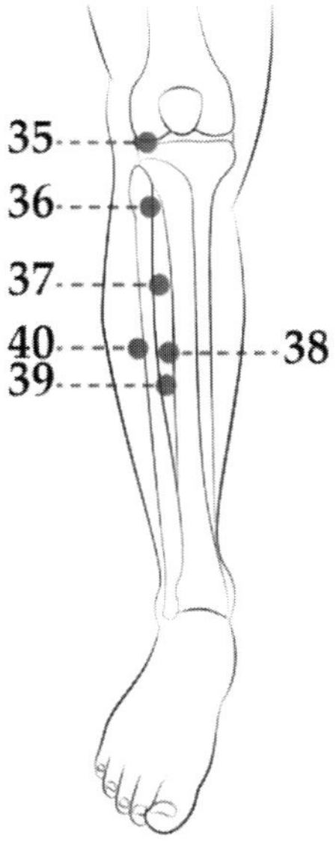

Stomaco

Stomaco 37
Situato 3 cun sotto Stomaco 36, la larghezza di un dito a lato della cresta della tibia, che è anche chiamato osso dello stinco.

Funzioni e impieghi frequenti

- Appendicite
- Ascessi intestinali
- Debolezza e atrofia della gamba
- Diarrea
- Dolore e distensione addominale
- Dolore e torpore alla gamba
- Enterite, infiammazione dell'intestino
- Gastrite
- Indigestione
- Ostruzione intestinale
- Pone rimedio al ristagno gastrico
- Regolarizza l'intestino e lo stomaco

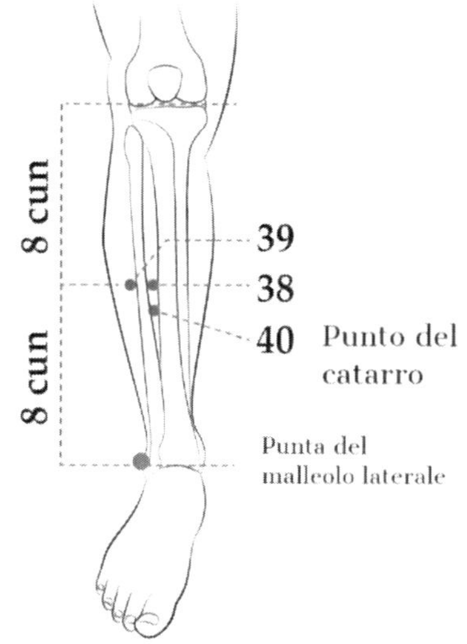

Stomaco

Stomaco 38

Situato a metà strada tra l'occhio del ginocchio e la punta del malleolo laterale (l'osso della parte esterna della caviglia). Situato 2 cun sotto Stomaco 37.

Funzioni e impieghi frequenti

- Calore alle palme dei piedi
- Dolore e atrofia della parte inferiore della gamba
- Dolore e irrigidimento della spalla
- Piede cadente, difficoltà ad alzare la parte anteriore del piede

Stomaco 38 allevia il dolore alla spalla. In alcuni casi il sollievo può essere immediato. Dei punti addizionali possono essere aggiunti per trattare la spalla. I punti sulla spalla possono essere usati per ripristinare la circolazione e per aiutare a rompere il tessuto cicatrizzato che spesso compromette il movimento.

Stomaco 39

Situato 3 cun sotto Stomaco 37, distante la larghezza di un dito dalla cresta della tibia.

Funzioni e impieghi frequenti

- Ascessi al seno
- Dolore al basso addome
- Dolore alla base della schiena riferito ai genitali
- Dolore o paralisi della parte inferiore della gamba
- Regolarizza l'intestino

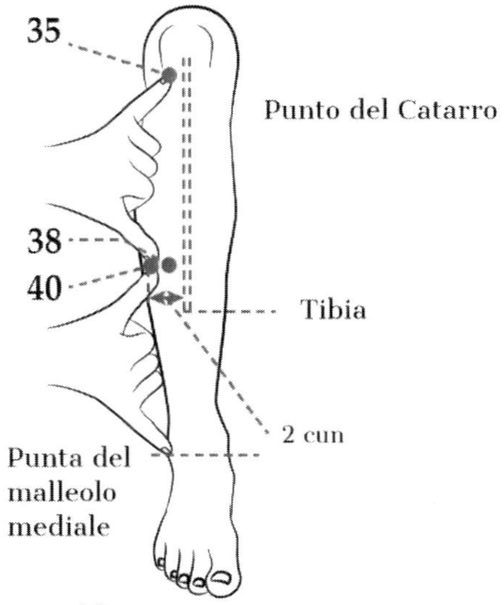

Stomaco 40

Stomaco 40

Situato a metà strada tra l'occhio del ginocchio e il malleolo laterale (osso della parte esterna della caviglia). Per localizzarlo occorre porre il mignolo sopra la punta dell'osso esterno della caviglia e l'altro mignolo nell'occhio del ginocchio, la piccola rientranza vicino alla rotula. Il punto mediano è situato dove i due pollici si incontrano. Il punto si trova a questo livello, a due dita di larghezza dalla tibia, o osso dello stinco.

Funzioni e impieghi frequenti

- Affanno
- Asma
- Bronchiti
- Calma la mente

- Capogiri
- Stitichezza
- Dolore al petto dovuto a problemi ai polmoni
- Dolore o paralisi alla parte inferiore della gamba
- Dolore, ostruzione e gonfiore alla gola
- Fiato corto a causa di muco nei polmoni
- Fuoco di stomaco – gastriti
- Pertosse
- Polmonite
- Problemi al petto e ai polmoni
- Regolarizza l'intestino
- Regolarizza lo stomaco
- Sintomi di raffreddore e influenza con produzione eccessiva di muco
- Tosse
- Tosse causata da muco in eccesso
- Trasforma la flemma

Stomaco 40 è chiamato il *punto della flemma*. Aiuta a sciogliere la flemma o muco, in qualsiasi parte del corpo. È utile per il raffreddore e l'influenza, perché scioglie il muco. Questo punto può essere combinato con Stomaco 36, Intestino crasso 4 e 11 e Polmone 7. in questo modo si stimola il sistema immunitario e si scioglie la flemma.

Le persone spesso annullano i loro appuntamenti dall'agopuntore quando hanno il raffreddore o l'influenza. Sottoporsi all'agopuntura può aiutare a porre rimedio più rapidamente al raffreddore e all'influenza. Una volta ho trattato mio padre ogni due ore e il giorno successivo non aveva quasi più sintomi. Aveva una terribile tosse provocata da un raffreddore e aveva necessità di stare meglio rapidamente, così ho fatto dei trattamenti frequenti. Il giorno successivo tossiva raramente e stava quasi completamente bene.

Quando si effettua un trattamento per muco in eccesso usando Stomaco 40, i pazienti iniziano spesso a tossire dopo che gli aghi sono stati rimossi. Questo mostra che il muco nei polmoni si sta sciogliendo. Il corpo inizia a sciogliere il muco tossendo, in modo tale da espellerlo. Questo punto può essere usato anche per alleviare l'asma, che può essere descritta come una ritenzione di muco nei polmoni che ostacola il normale funzionamento del polmone. Dovrebbe essere combinato con altri punti e con medicinali cinesi a base di erbe per alleviare l'asma.

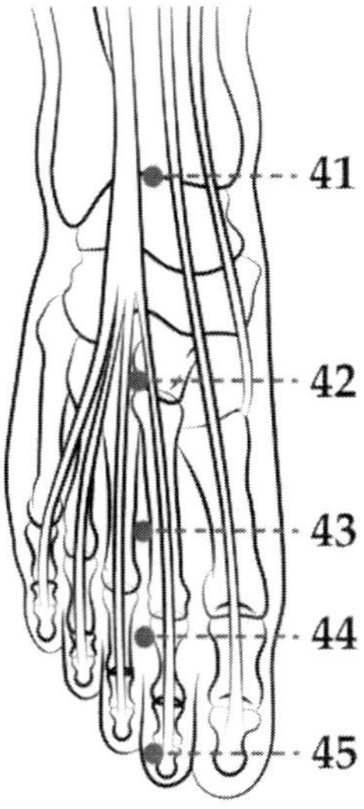

Stomaco

Stomaco 41

Situato sulla caviglia, all'altezza del malleolo laterale, o osso esterno della caviglia, nella depressione tra i tendini.

Funzioni e impieghi frequenti

- Dolore al piede
- Dolore alla caviglia
- Dolore, atrofia o irrigidimento della parte inferiore della gamba
- Fuoco di stomaco o gastrite
- Mal di testa sulla fronte, causato da problemi allo stomaco
- Piede cadente

Questo punto è frequentemente usato per ripristinare il normale funzionamento del piede, per allevia il dolore al piede o alle dita del piede.

Stomaco 42
Situato tra il secondo e il terzo osso del piede, 1,5 cun da Stomaco 41.

Funzioni e impieghi frequenti
- Atrofia del piede
- Disperde il calore dal meridiano dello Stomaco
- Dolore o debolezza al piede
- Paralisi o gonfiore facciale

Stomaco 43
Situato tra il secondo e il terzo osso del piede.

Funzioni e impieghi frequenti
- Dolore o gonfiore al piede
- Dolore o irrigidimento delle dita del piede
- Edema al viso o gonfiore a causa di liquidi in eccesso
- Piede cadente
- Regolarizza la milza per agire sull'edema o ritenzione idrica
- Regolarizza lo stomaco e l'intestino

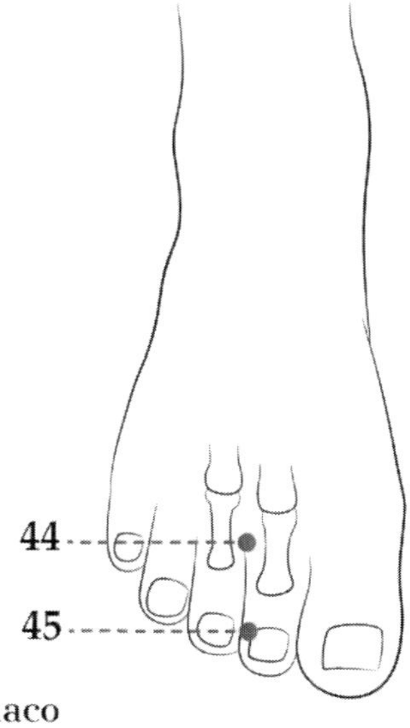

Stomaco

Stomaco 44
Situato tra il secondo e il terzo dito del piede, 5 cun dal margine del dito.

Funzioni e impieghi frequenti

- Stitichezza
- Diarrea
- Dolore al piede o gonfiore della punta del piede
- Mal di denti
- Mani e piedi freddi quando il corpo è caldo
- Mascella bloccata
- Nevralgia del trigemino
- Paralisi facciale
- Regolarizza l'intestino
- Spasmi al diaframma

Stomaco 45
Situato .1 cun dall'angolo del secondo dito del piede.

Funzioni e impieghi frequenti

Stomaco 45 disperde il calore dal meridiano dello Stomaco e fa riprendere i sensi. Agisce sul gonfiore del volto, sulla deviazione della bocca e sulla mascella bloccata.

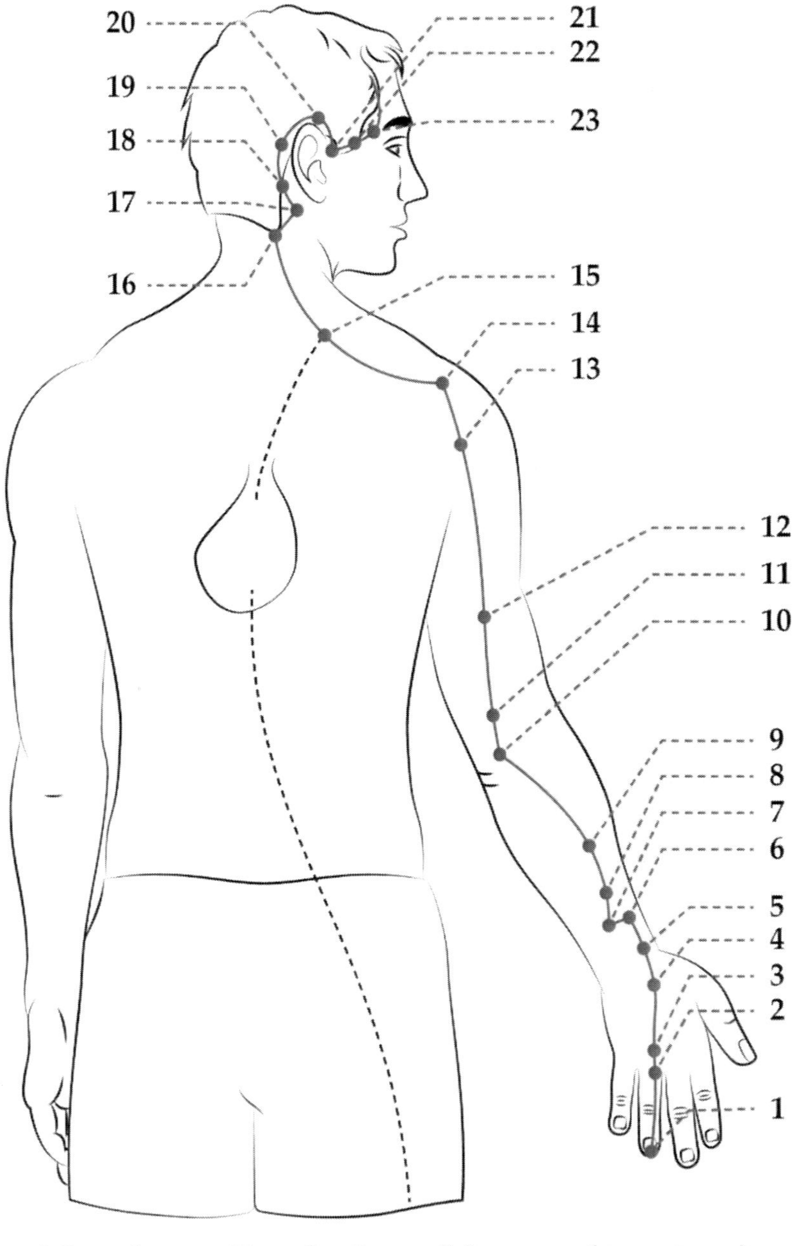

Meridiano Triplo Riscaldatore (San Jiao)

Il meridiano del Triplo riscaldatore è anche chiamato meridiano San Jiao. Il concetto di Triplo riscaldatore risale ad un antico modo di considerare la produzione di energia nel corpo. Ci sono tre riscaldatori: il superiore, il mediano e l'inferiore.

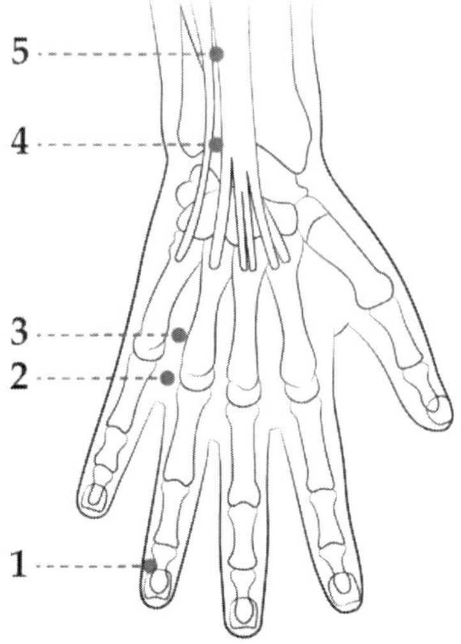

Triplo Riscaldatore

Triplo riscaldatore 1
Situato verso la punta dell'anulare, a 1 cun dall'angolo dell'unghia.

Funzioni e impieghi frequenti
Giova alle orecchie e alla lingua, allevia il dolore sul meridiano del Triplo riscaldatore. Può essere usato per l'acufene, il mal d'orecchie e il dolore alla radice della lingua.

Triplo riscaldatore 2
Tra l'anulare e il mignolo, 5 cun dal margine delle pieghe della mano.

Funzioni e impieghi frequenti
Giova alle orecchie, allevia il dolore sul meridiano del Triplo riscaldatore. Agisce sulla sordità, sul mal d'orecchie, sul mal di testa, sugli occhi secchi e sul dolore alla gola.

Triplo riscaldatore 3

Sulla mano, nella depressione tra il quarto e il quinto osso della mano.

Funzioni e impieghi frequenti

Giova alle orecchie, alla testa e agli occhi. Allevia il dolore al meridiano del Triplo riscaldatore. Può essere usato per l'acufene (ronzio alle orecchie), ostruzioni e dolore all'orecchio. È considerato come uno dei più importanti punti distali per agire sui disturbi dell'udito, dovuti a qualsiasi causa.

Triplo riscaldatore 4

Alla giuntura del polso, nella depressione situata a lato del tendine del muscolo estensore comune delle dita.

Funzioni e impieghi frequenti

Rilassa i tendini. Allevia il dolore al braccio, alla spalla e al polso.

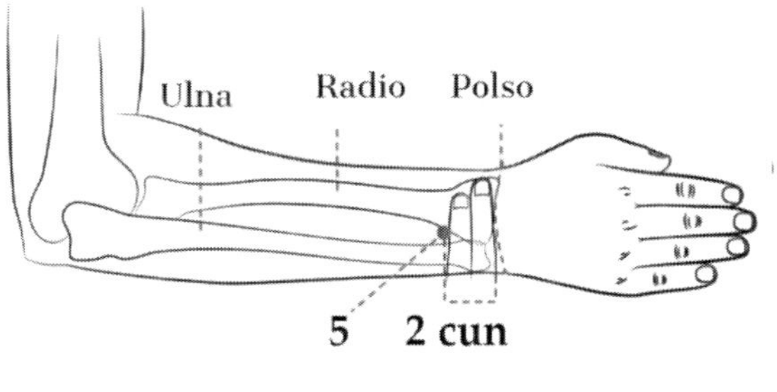

Triplo Riscaldatore

Triplo riscaldatore 5

Situato 2 cun sopra Triplo riscaldatore 4, tra il radio e l'ulna.

Funzioni e impieghi frequenti

- Allergie
- Deficit uditivo
- Dolore all'orecchio
- Giova alla testa e alle orecchie
- Mal di testa
- Raffreddori e influenza

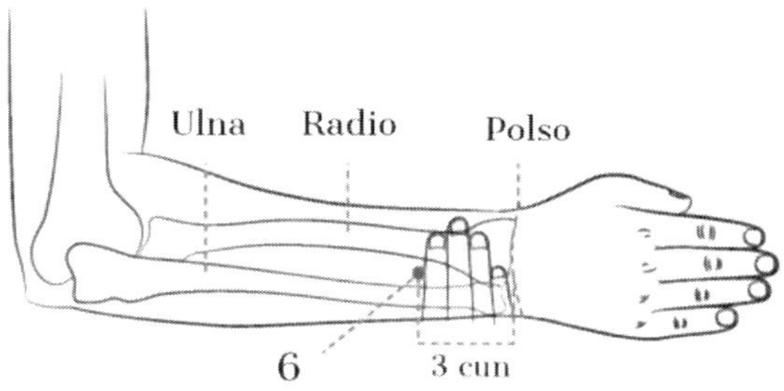

Triplo Riscaldatore

Triplo riscaldatore 6

Situato 3 cun dalla piega del polso, nella depressione tra il radio e l'ulna.

Funzioni e impieghi frequenti

- Acufene
- Apre l'intestino
- Stitichezza
- Dolore alla gola
- Giova alla voce
- Improvvisa perdita di voce

Triplo riscaldatore 6 pone rimedio alla stagnazione gastrica e apre l'intestino. Triplo riscaldatore 6 è anche usato per agire su una stitichezza grave in combinazione con altri punti come Intestino crasso 11 e Stomaco 36. I punti scelti dipendono dalla causa soggiacente al problema.

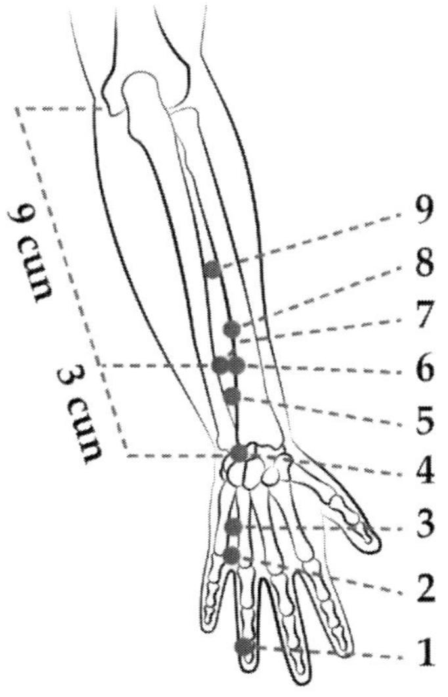

Triplo Riscaldatore

Triplo riscaldatore 7
Situato 3 cun dalla piega del polso, sul lato ulnare all'altezza di Triplo riscaldatore 4.

Funzioni e impieghi frequenti
Giova alle orecchie. Agisce sulla sordità, l'acufene e il dolore al braccio.

Triplo riscaldatore 8
Situato 4 cun dalla piega del polso

Funzioni e impieghi frequenti
Libera i meridiani e gli orifizi sensori per agire su un'improvvisa sordità e sulla perdita della voce. Allevia il dolore alla mano e al braccio.

Triplo riscaldatore 9
Situato 7 cun dalla piega del polso, nella depressione tra il radio e l'ulna.

Funzioni e impieghi frequenti
Giova alla gola e alle orecchie. Usato per un'improvvisa perdita di voce, per un'improvvisa sordità, per l'acufene e per il mal di denti.

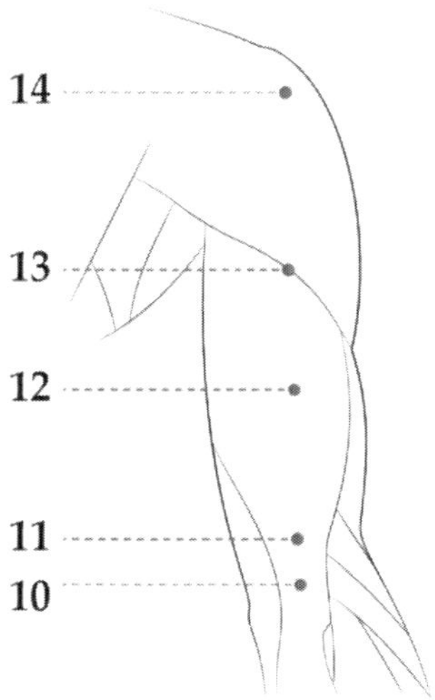

Triplo Riscaldatore

Triplo riscaldatore 10
Situato 1 cun dal gomito.

Funzioni e impieghi frequenti
Attiva il meridiano e allevia il dolore. Agisce sull'atrofia e sul torpore del braccio

Triplo riscaldatore 11
Situato 1 cun da Triplo riscaldatore 10.

Funzioni e impieghi frequenti
Allevia il dolore al gomito e al braccio.

Triplo riscaldatore 12
Situato a metà strada tra Triplo riscaldatore 10 e 14.

Funzioni e impieghi frequenti
Agisce sul torcicollo, sul dolore alla spalla e al braccio.

Triplo riscaldatore 13
Sul lato posteriore del muscolo deltoide, situato a due terzi della distanza tra Triplo riscaldatore 10 e 14.

Funzioni e impieghi frequenti
Allevia il dolore alla spalla e al braccio.

Triplo riscaldatore 14
Situato sulla spalla, 1 cun sotto Intestino crasso 15.

Funzioni e impieghi frequenti
Allevia il dolore alla spalla e al braccio.

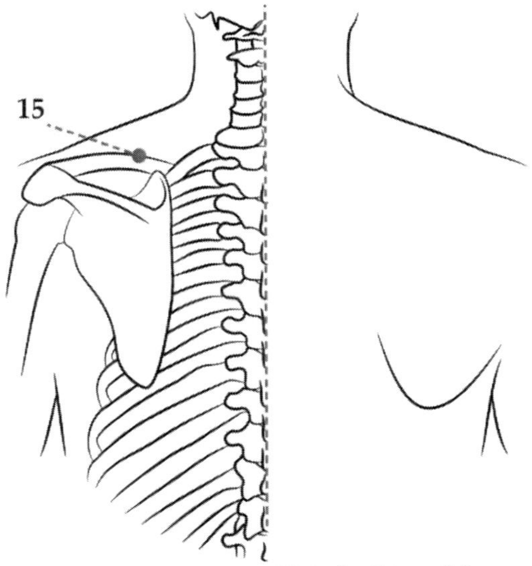

Triplo Riscaldatore

Triplo riscaldatore 15
Nella fossa soprascapolare, nella depressione a metà strada tra Cistifellea 21 e Intestino tenue 13

Funzioni e impieghi frequenti
Allevia il dolore alla spalla e al braccio

Triplo riscaldatore 16
Sul bordo posteriore del muscolo sternocleidomastoideo.

Funzioni e impieghi frequenti
Giova alla testa e al collo. Usato per la sordità improvvisa, il mal di testa, la vista offuscata (questo punto è situato sul collo e non è frequentemente usato).

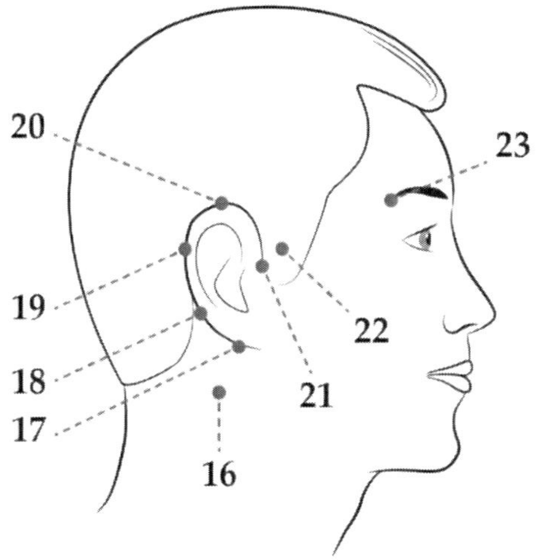

Triplo Riscaldatore

Triplo riscaldatore 17
Situato dietro il lobo dell'orecchio, tra la mandibola e il processo mastoideo.

Funzioni e impieghi frequenti
Giova alle orecchie, disperde il calore e allevia il dolore sul meridiano. Agisce sulla sordità, sul prurito dentro l'orecchio, sull'arrossamento, il dolore e il gonfiore dell'orecchio, sul mal d'orecchie e sull'acufene. Agisce sulla mascella bloccata e sull'indebolimento della vista.

Triplo riscaldatore 18
Situato nel mezzo del processo mastoideo, nello snodo centrale e inferiore a 1/3 della curva formata da Triplo riscaldatore 17 e 20.

Funzioni e impieghi frequenti
Giova alle orecchie. Usato per l'acufene, la sordità e il dolore all'orecchio.

Triplo riscaldatore 19
Situato dietro all'orecchio, nello snodo superiore e centrale a 1/3 della curva formata da Triplo riscaldatore 17 e 20.

Funzioni e impieghi frequenti
Agisce sulle orecchie. Usato per la sordità, l'acufene e il dolore all'orecchio.

Triplo riscaldatore 20
Situato direttamente sopra l'apice dell'orecchio. Lo si può trovare piegando l'orecchio in avanti.

Funzioni e impieghi frequenti
Giova alle orecchie e ai denti. Agisce sull'acufene, sulla sordità e sul mal di denti.

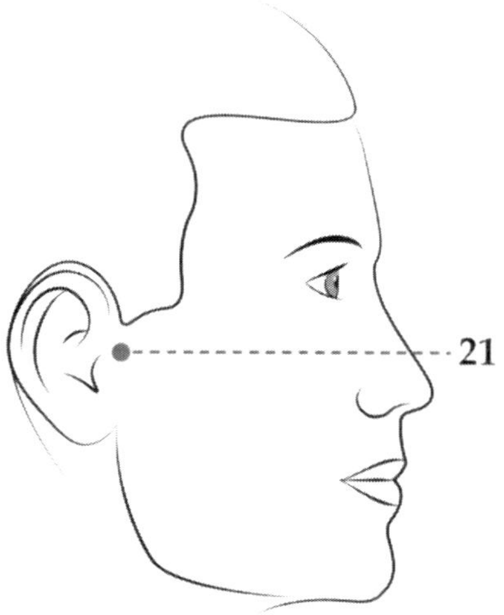

Triplo Riscaldatore

Triplo riscaldatore 21

Nella depressione davanti al tubercolo del trago e leggermente superiore al processo condiloideo della mandibola. So che può sembrare confuso, ma Triplo riscaldatore 21 si trova alla radice dell'orecchio, come mostrato nell'immagine.

Funzioni e impieghi frequenti

Agisce sull'orecchio. Usato per l'acufene, la sordità e il mal d'orecchie. Apre e regolarizza le orecchie. Ripristina la normale circolazione nelle orecchie, agendo sui disturbi auricolari.

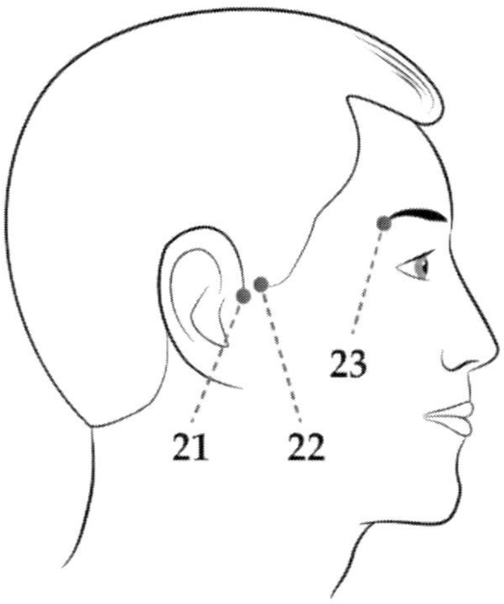

Triplo Riscaldatore

Triplo riscaldatore 22
Situato .5 cun davanti al bordo superiore della radice dell'orecchio.

Funzioni e impieghi frequenti
Allevia il dolore all'orecchio e l'acufene.

Triplo riscaldatore 23
Nella depressione sull'estremità laterale del sopracciglio.

Funzioni e impieghi frequenti
Giova agli occhi. Agisce sulla vista offuscata, sul rossore agli occhi, sul dolore all'occhio e sulla paralisi facciale.

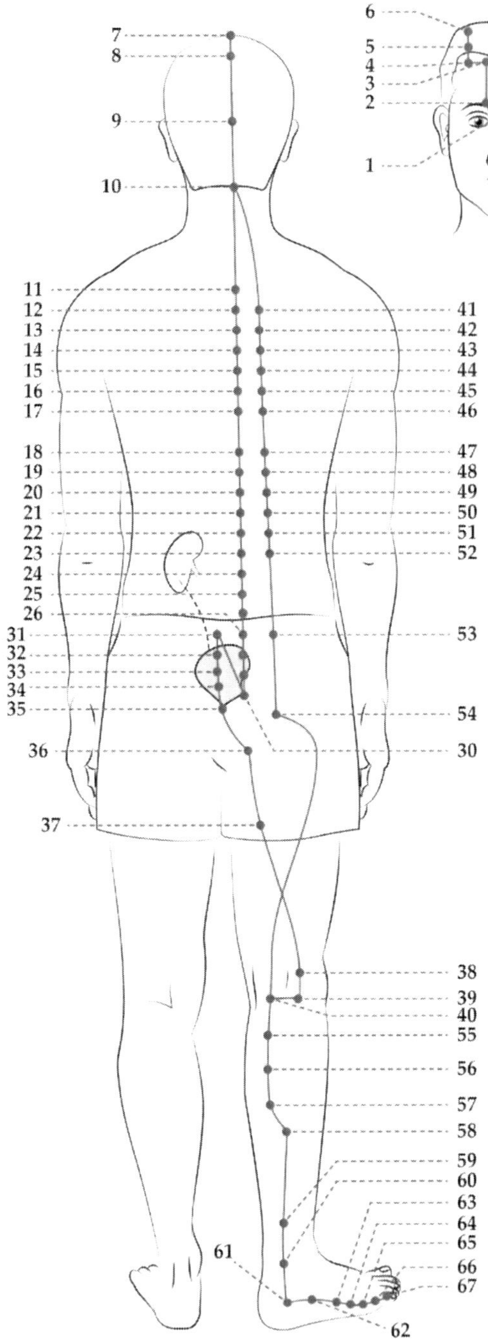

Meridiano della Vescica

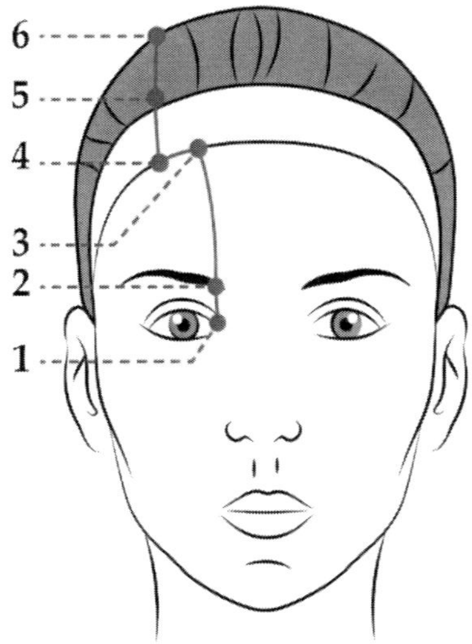

Vescica

Vescica 1
Situato 1 cun sopra al canto interno dell'occhio.

Funzioni e impieghi frequenti
Apre e illumina gli occhi. Può essere impiegato per molti tipi di patologie oculari, incluse il glaucoma, la cataratta, l'atrofia del nervo ottico, il daltonismo, la miopia, il gonfiore e il dolore agli occhi, la vista offuscata e la cecità improvvisa. Vescica 1, come altri punti intorno all'occhio, stimola il normale funzionamento dei nervi ottici. L'agopuntura ripristina il funzionamento del nervo e il corpo guarisce sé stesso.

Vescica 2
Sull'estremità mediale, o interna, del sopracciglio.

Funzioni e impieghi frequenti
Questo punto può essere usato per gli stessi usi di Vescica 1, per trattare tutte le patologie dell'occhio. In aggiunta ai problemi

oculari, può essere usato per aprire le cavità nasali in modo da agire sulle allergie, sulle congestioni e sui dolori sinusali.

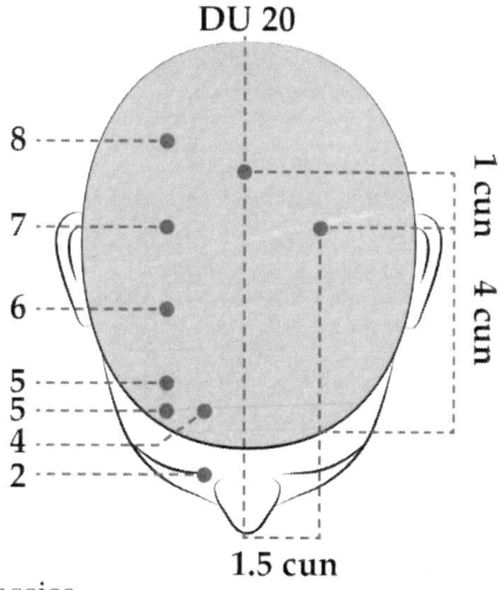

Vescica

Vescica 3
Situato sopra l'estremità mediale del sopracciglio, 5 cun sopra l'attaccatura anteriore dei capelli.

Funzioni e impieghi frequenti
Libera il capo per alleviare il mal di testa, agisce anche sulle congestioni sinusali.

Vescica 4
Situato .5 cun sopra l'attaccatura anteriore dei capelli, 1,5 cun dalla linea mediana.

Funzioni e impieghi frequenti
Può essere usato per trattare le congestioni sinusali.

Vescica 5
Situato 1,5 cun a lato della linea mediana e 5 cun direttamente sopra Vescica 4.

Funzioni e impieghi frequenti
Può essere usato per le congestioni sinusali, le vertigini e la visione offuscata.

Vescica 6
Situato 1,5 cun dietro a Vescica 5, 1,5 cun a lato della linea mediana.

Funzioni e impieghi frequenti
Libera le cavità nasali per agire sulle ostruzioni sinusali.

Vescica 7
Situato 1,5 cun dietro Vescica 6, 1,5 cun a lato della linea mediana.

Funzioni e impieghi frequenti
Regolarizza il naso per agire sulla congestione sinusale, sulla perdita del senso dell'odorato, sulle infiammazioni sinusali e sul mal di testa.

Vescica 8
Situato 1,5 cun dieto Vescica 7, 1,5 cun a lato della linea mediana.

Funzioni e impieghi frequenti
Giova agli occhi e al naso. Può essere usato per agire sulla congestione sinusale e sulla vista offuscata.

Vescica 9
Situato 1,3 cun a lato di Du 17 sulla linea mediana, sulla parte laterale del bordo superiore della protuberanza occipitale esterna, ovvero il nodo osseo nel retro della testa.

Funzioni e impieghi frequenti
Agisce sul naso e sugli occhi. Può essere usato per le congestioni sinusali e per il dolore all'occhio.

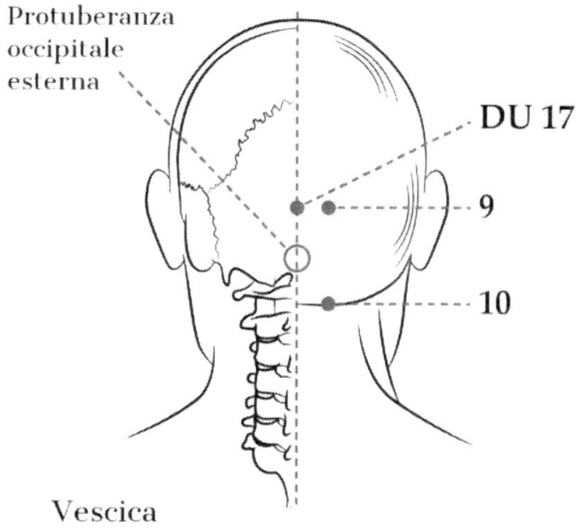

Vescica 10

Situato 1,3 cun a lato di Du 15, nella depressione sulla parte laterale del muscolo trapezio.

Funzioni e impieghi frequenti

Apre il naso, allevia il dolore all'occhio, l'irrigidimento del collo, il mal di testa alla base del capo e il colpo di frusta.

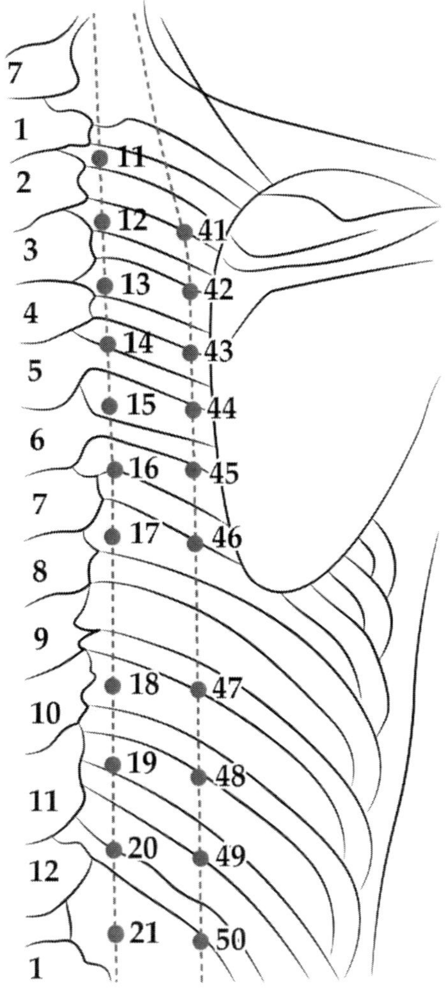

Vescica

Vescica 11

Situato 1,5 cun a lato della linea mediana, all'altezza del bordo inferiore della prima vertebra toracica.

Funzioni e impieghi frequenti

Regolarizza i polmoni, espande e rilassa il petto per agire su disturbi quali la polmonite, la bronchite, la tosse, il raffreddore, l'influenza e la pleurite. Agisce anche sui disturbi delle ossa, rafforzando le ossa e rilassando i tendini. Ha effetti benefici sull'irrigidimento della colonna vertebrale, sulla deformazione delle articolazioni e sull'irrigidimento del collo.

Vescica 12

Situato 1,5 cun a lato della linea mediana, sul bordo inferiore della seconda vertebra toracica.

Funzioni e impieghi frequenti

Regolarizza i polmoni e può essere usato per agire sui raffreddori e sull'influenza, sulla polmonite, sulle bronchiti, sulle pleuriti e sulla pertosse. Apre anche il naso per trattare la congestione e la secrezione sinusale.

I punti Shu della vescica

Da Vescica 13 inizia la serie di punti chiamati "Shu del dorso". Si può tradurre questo termine come punti "associati". Ogni punto corrisponde ad un organo specifico. Possono essere usati anche per trattare condizioni di salute croniche dell'organo associato. Per esempio, il punto associato al polmone è Vescica 13, il che significa che questo punto è usato per trattare i disturbi polmonari. Vescica 14 agisce sul pericardio, Vescica 15 sul cuore, ecc. Gli agopuntori chiamano questi punti "punti Shu del dorso", ma sto evitando di usare il Pin Yin cinese, perché preferisco usare termini più comuni. Chiamerò tutti i punti "Shu", "punti associati".

Vescica 13

Situato 1,5 cun a lato di Du 12, sul bordo inferiore della terza vertebra toracica.

Funzioni e impieghi frequenti

Punto associato al polmone. Vescica 13 regolarizza e tonifica i polmoni. Può essere usato per agire sulle difficoltà respiratorie, sui raffreddori e sull'influenza, sul muco in eccesso nei polmoni, sull'asma, sulla bronchite e sulla tosse.

Vescica 14
Situato 1,5 cun a lato della linea mediana, sul bordo inferiore della quarta vertebra toracica.

Funzioni e impieghi frequenti
Punto associato al pericardio. Regolarizza e rafforza il cuore, migliora la circolazione nel petto e può essere usato per alleviare il dolore al petto, le palpitazioni, la nevralgia intercostale (dolore alle costole) e la tosse.

Vescica 15
Situato 1,5 cun a lato della linea mediana, sul bordo inferiore del processo spinoso della quinta vertebra toracica.

Funzioni e impieghi frequenti
Punto associato al cuore. Regolarizza e rafforza il cuore, disperde il calore di cuore, ripristina la normale circolazione nel petto e calma la mente. Può essere usato per agire sulla tosse, sul dolore al petto, sull'insonnia, sull'ansia, sulle palpitazioni e sulla tosse mista a sangue.

Vescica 16
Situato 1,5 cun a lato della linea mediana, all'altezza del bordo inferiore del processo spinoso della sesta vertebra toracica.

Funzioni e impieghi frequenti
Punto associato al Vaso Governatore (meridiano Du). Secondo alcune fonti il più comune uso moderno è quello di agire sulle patologie della pelle, come la psoriasi e il prurito. Un'altra fonte indica che ripristina la circolazione nel petto e che può essere usato per trattare la pericardite, le endocarditi, gli spasmi al diaframma e il dolore al petto.

Vescica 17
Situato 1,5 cun a lato della linea mediana, all'altezza del bordo inferiore del processo spinoso della settima vertebra toracica.

Funzioni e impieghi frequenti

Punto associato al diaframma. Regolarizza il sangue, rimuove il sangue stagnante e disperde il calore del sangue. Vescica 17 regolarizza il diaframma per agire sull'ernia iatale, la costrizione esofagea e il reflusso gastrico.

Vescica 18

Situato 1,5 cun a lato della linea mediana, all'altezza del bordo laterale del processo spinoso della nona vertebra toracica.

Funzioni e impieghi frequenti

Punto associato al fegato. Vescica 18 regolarizza il fegato e la cistifellea. Agisce sui problemi della digestione come l'itterizia e la pancreatite. Illumina gli occhi, può essere usato per agire sui disturbi oculari come la vista offuscata, l'atrofia del nervo ottico e la cecità notturna.

Vescica 19

Situato 1,5 cun a lato della linea mediana, all'altezza del bordo inferiore del processo spinoso della decima vertebra toracica.

Funzioni e impieghi frequenti

Punto associato alla cistifellea. Vescica 19 regolarizza il fegato e la cistifellea. Può essere usato per agire sull'itterizia, il vomito e la pancreatite. Disperde il caldo umido dal fegato e dalla cistifellea, in altre parole agisce sull'itterizia o altri disturbi del fegato o della cistifellea associati ad un'infiammazione.

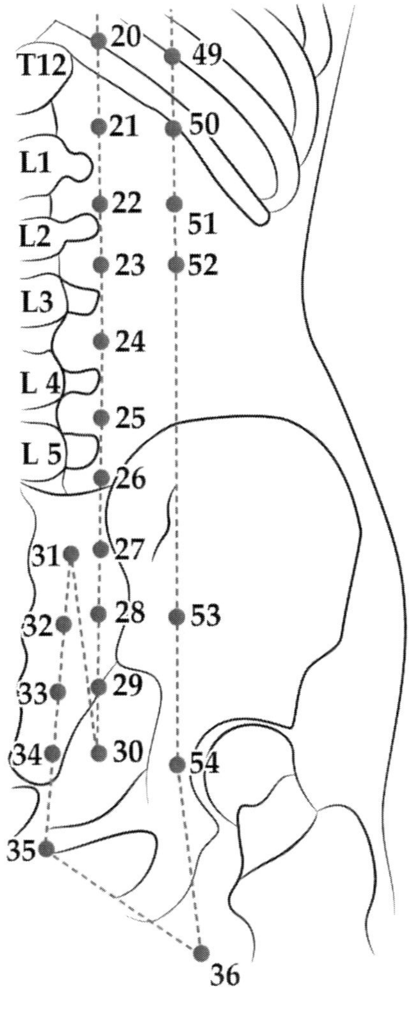

Vescica

Vescica 20
Situato 1,5 cun a lato della linea mediana, all'altezza del bordo inferiore del processo spinoso dell'undicesima vertebra toracica.

Funzioni e impieghi frequenti
Punto associato alla milza. Vescica 20 regolarizza e rafforza la milza (digestione), migliora la digestione e i livelli di energia.

Vescica 21

Situato 1,5 cun a lato della linea mediana, all'altezza del bordo inferiore del processo spinoso della dodicesima vertebra toracica.

Funzioni e impieghi frequenti

Punto associato allo stomaco. Vescica 21 tonifica la milza, aumenta il Qi della milza e "tiene il sangue". In altre parole: migliore la digestione, regolarizza la digestione, agisce sull'edema e sull'affaticamento. Può essere usato per trattare problemi alla digestione quali la diarrea, la nausea e il dolore nell'area dello stomaco. L'espressione "tiene il sangue" significa che regolarizza il sangue.

Vescica 22

Situato 1,5 cun a lato della linea mediana, all'altezza del bordo inferiore del processo spinoso della prima vertebra lombare.

Funzioni e impieghi frequenti

Punto associato al Triplo riscaldatore o San Jiao. Vescica 22 regolarizza il Triplo riscaldatore e rafforza i reni. Può essere usato per agire sull'edema, sulle nefriti, sui problemi alla digestione e per attivare la vescica per liberare le vie urinarie ed espellere i calcoli renali. L'idea di un Triplo riscaldatore corrisponde ad un antico concetto che descrive il flusso di energia nel corpo. Esiste un riscaldatore superiore, uno mediano e uno inferiore, corrispondente ognuno a organi specifici.

Vescica 23

Situato 1,5 cun a lato della linea mediana, all'altezza del bordo inferiore del processo spinoso della seconda vertebra lombare.

Funzioni e impieghi frequenti

Punto associato del rene. Rafforza i reni e tonifica tutti gli aspetti dei reni. Regolarizza l'urinazione, il che può stimolare l'urinazione in casi di problemi di minzione dolorosa. Agisce sull'incontinenza urinaria, sull'edema e sulle nefriti croniche. Giova alle orecchie e illumina gli occhi, può essere utilizzato per problemi auricolari, per l'acufene, per la sordità e per la vista offuscata. Rafforza la base della schiena per alleviare il dolore alla schiena, dovuto a un'insufficienza del rene.

Vescica 24
Situato 1,5 cun a lato della linea mediana, all'altezza del bordo inferiore del processo spinoso della terza vertebra lombare.

Funzioni e impieghi frequenti
Punto associato al Mare del Qi. Migliora i livelli di energia e rafforza la base della schiena. Può essere usato per alleviare il dolore alla base della schiena.

Vescica 25
Situato 1,5 cun a lato della linea mediana, all'altezza del bordo inferiore del processo spinoso della quarta vertebra lombare.

Funzioni e impieghi frequenti
Associato all'intestino crasso. Regolarizza l'intestino e rafforza la base della schiena e le ginocchia. Può essere usato per agire sulla stitichezza, sul prolasso rettale e sulle emorroidi.

Vescica 26
Situato 1,5 cun a lato della linea mediana, all'altezza del bordo inferiore del processo spinoso della quinta vertebra lombare.

Funzioni e impieghi frequenti
Punto associato al Cancello della vitalità. Vescica 26 rafforza la base della schiena e può essere usato per alleviarne il dolore.

Vescica 27
Situato 1,5 cun a lato della linea mediana, all'altezza del primo foro sacrale posteriore. In altre parole, i fori sacrali sono i buchi nell'osso sacro, chiamato anche coccige.

Funzioni e impieghi frequenti
Punto associato all'intestino tenue. Regolarizza l'intestino e la vescica. Può essere usato per trattare le peritoniti e le coliche. Può anche essere usato per agire su sindromi dovute al caldo umido, che causano difficoltà urinarie. Il caldo umido può essere visto come un tipo di infiammazione, in quanto è presente troppo calore, o infiammazione, nel corpo.

Vescica 28
Situato 1,5 cun a lato della linea mediana, all'altezza del secondo foro sacrale posteriore.

Funzioni e impieghi frequenti
Punto associato alla vescica. Vescica 28 regolarizza la vescica. Può essere usato per agire sulle minzioni dolorose, sulle disfunzioni della prostata e sul dolore alla base della schiena. Rafforza la base della schiena.

Vescica 29
Situato 1,5 cun a lato della linea mediana, all'altezza del terzo foro sacrale posteriore.

Funzioni e impieghi frequenti
Punto associato alla parte centrale della colonna vertebrale. Rafforza la base della schiena per alleviare l'irrigidimento e il dolore della colonna vertebrale.

Vescica 30
Situato 1,5 cun a lato della linea mediana, all'altezza del quarto foro sacrale posteriore.

Funzioni e impieghi frequenti
Punto associato all'Anello bianco, ovvero all'ano. Può essere usato per alleviare il dolore alla base della schiena e l'incontinenza urinaria dovuta a paralisi. Sebbene non

frequentemente usato, può essere utilizzato per alleviare il dolore alla schiena.

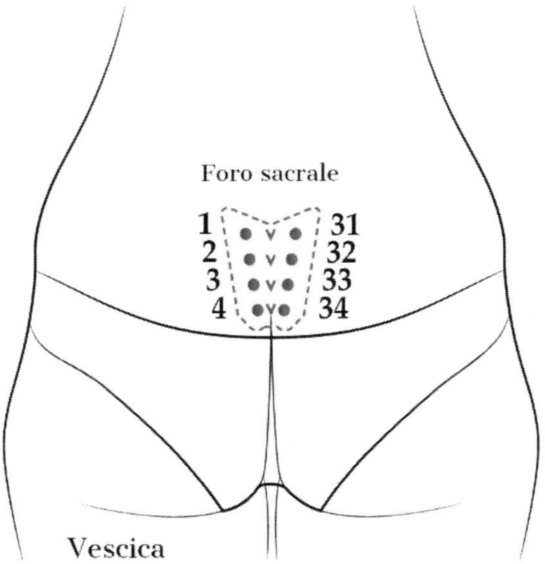

Vescica 31

Nel primo foro sacrale posteriore, ovvero i buchi nel coccige.

Funzioni e impieghi frequenti

Vescica 31, 32, 33, 34 sono detti gli Otto punti del foro sacrale. Sono frequentemente usati insieme per alleviare il dolore alla base della schiena, all'osso sacro (coccige). Sebbene siano presenti circa 100 punti nel corpo che possono essere usati per alleviare il dolore alla schiena, questi punti sono veramente efficaci per ripristinare il flusso sanguigno e per rilassare i muscoli nella schiena.

Vescica 32
Nel secondo foro sacrale superiore.

Funzioni e impieghi frequenti
Vedi sopra

Vescica 33
Nel terzo foro sacrale superiore.

Funzioni e impieghi frequenti
Vedi sopra

Vescica 34
Nel quarto foro sacrale superiore

Funzioni e impieghi frequenti
Vedi sopra

Vescica 35
Su entrambi i lati della punta del coccige o osso sacro, 5 cun a lato della linea mediana. Da notare come il meridiano della Vescica si divida a questo punto e prosegua lungo la gamba per finire sul più piccolo dito del piede. Ci sono due linee del meridiano della Vescica sulla schiena, la linea interna e la linea esterna.

Funzioni e impieghi frequenti
Può essere utilizzato per alleviare il dolore all'osso sacro, sebbene esistano molti altri punti più facilmente accessibili.

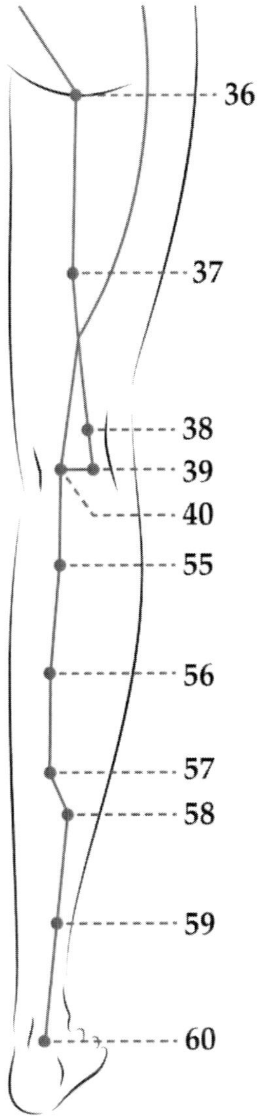

Vescica

Vescica 36

Al centro della piega glutea. In altre parole, la piega glutea è situata sotto le natiche.

Funzioni e impieghi frequenti
Vescica 36 rafforza la base della schiena e può essere usato per alleviarne il dolore. È anche citato come trattamento delle emorroidi.

Vescica 37
Situato 6 cun sotto Vescica 36, sulla linea che congiunge Vescica 36 e 40.

Funzioni e impieghi frequenti
Vescica 37 rafforza la base della schiena. Può essere usato per alleviare il dolore alla base della schiena, la sciatalgia e l'atrofia della gamba.

Vescica 38
Situato 1 cun sopra Vescica 39, sul lato mediale del tendine bicipite femorale. Da localizzare con il ginocchio flesso.

Funzioni e impieghi frequenti
Rilassa i tendini e allevia il dolore alla base della schiena.

Vescica 39
A lato di Vescica 40, sul bordo mediale del tendine bicipite femorale.

Funzioni e impieghi frequenti
Regolarizza il Triplo riscaldatore per trattare la distensione addominale. Può essere usato per alleviare il dolore al ginocchio.

Vescica 40
Situato nel mezzo della fossa poplitea. In altre parole, situato dietro il ginocchio all'incirca nel mezzo.

Funzioni e impieghi frequenti
Rafforza la base della schiena per alleviarne il dolore. Rilassa i tendini e può essere usato per alleviare il dolore alla schiena che causa irrigidimento e l'incapacità ad alzarsi in piedi.

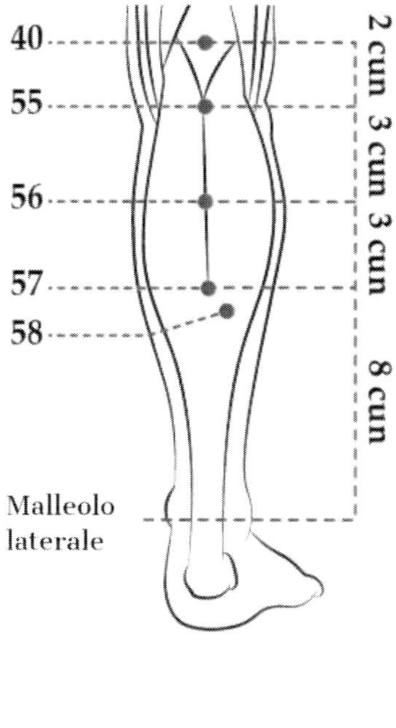

Vescica

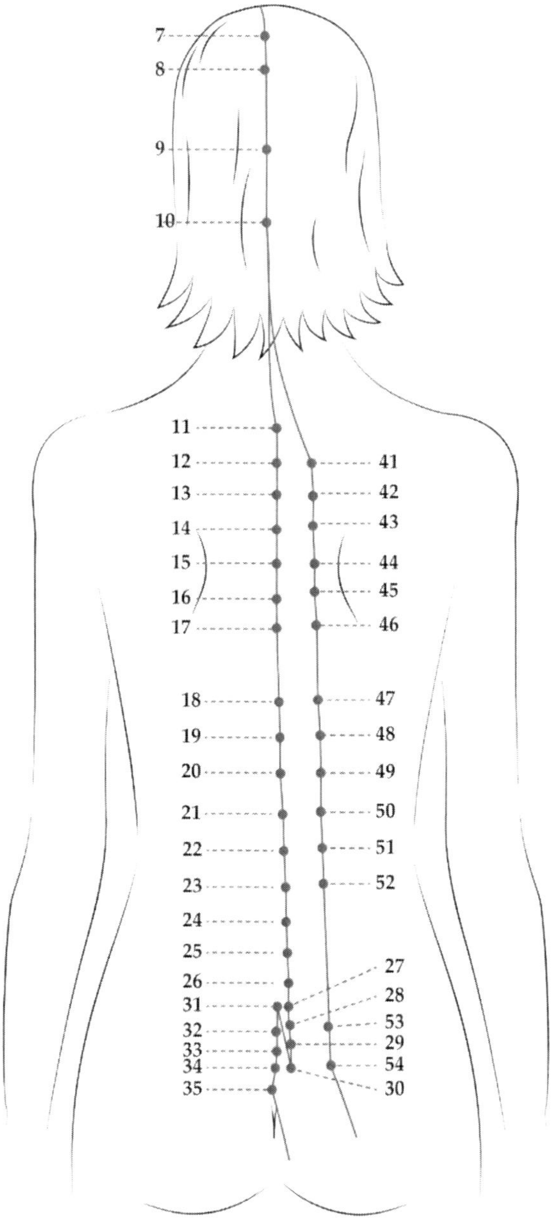
7
8
9
10
11
12
13
14
15
16
17
18
19
20
21
22
23
24
25
26
31
32
33
34
35
41
42
43
44
45
46
47
48
49
50
51
52
27
28
53
29
54
30

Vescica

Vescica 41
Situato 3 cun a lato della linea mediana, all'altezza del bordo inferiore del processo spinoso della seconda vertebra toracica, sul bordo spinale della scapola

Funzioni e impieghi frequenti
Può essere usato per alleviare il dolore alla schiena o alle spalle.

Vescica 42
Situato 3 cun a lato della linea mediana, all'altezza del bordo inferiore del processo spinoso della terza vertebra toracica.

Funzioni e impieghi frequenti
Rafforza i polmoni. Può essere usato per trattare le difficoltà respiratorie e la tosse.

Vescica 43
Situato 3 cun a lato della linea mediana, all'altezza del bordo inferiore del processo spinoso della quarta vertebra toracica, sul bordo spinale della scapola.

Funzioni e impieghi frequenti
Rafforza i polmoni e i reni. Può essere usato per agire sui problemi al polmone quali la bronchite, l'asma, la tubercolosi. Queste patologie possono essere frequentemente trattate con l'erboristeria medica cinese.

Vescica 44
Situato 3 cun a lato di Du 11, all'altezza del bordo inferiore del processo spinoso della quinta vertebra toracica, sul bordo spinale della scapola.

Funzioni e impieghi frequenti
Regolarizza il cuore e migliora la circolazione nel petto. Può essere usato per alleviare la tosse e le difficoltà respiratorie. In

molti casi i punti sul meridiano del Polmone sono più comunemente usati rispetto ai punti sulla schiena.

Vescica 45
Situato 3 cun a lato di Du 10, all'altezza del bordo inferiore del processo spinoso della sesta vertebra toracica.

Funzioni e impieghi frequenti
Regolarizza i polmoni per agire sulla tosse e sulle difficoltà respiratorie. Allevia il dolore alla spalla, alla scapola e alla schiena.

Vescica 46
Situato 3 cun a lato di Du 9, all'altezza del bordo inferiore del processo spinoso della settima vertebra toracica, vicino al bordo inferiore della scapola.

Funzioni e impieghi frequenti
Regolarizza il diaframma e può essere usato per agire sull'eruttazione, sul singhiozzo e sul vomito.

Vescica 47
Situato 3 cun a lato di Du 8, all'altezza del bordo inferiore del processo spinoso della nona vertebra toracica.

Funzioni e impieghi frequenti
Regolarizza il fegato. Può essere usato per i problemi dello stomaco e per la difficoltà a deglutire.

Vescica 48
Situato 3 cun a lato di Du 7, all'altezza del bordo inferiore del processo spinoso della decima vertebra toracica.

Funzioni e impieghi frequenti
Regolarizza la cistifellea. Può essere usato per alleviare il dolore addominale e l'itterizia.

Vescica 49
Situato 3 cun a lato di Du 6, all'altezza del bordo inferiore del processo spinoso dell'undicesima vertebra toracica.

Funzioni e impieghi frequenti
Regolarizza la digestione. Può essere usato per agire sull'eruttazione e sulle difficoltà digestive.

Vescica 50
Situato 3 cun a lato della linea mediana, all'altezza del bordo inferiore del processo spinoso della dodicesima vertebra toracica.

Funzioni e impieghi frequenti
Regolarizza la digestione.

Vescica 51
Situato 3 cun a lato di Du 5, all'altezza del bordo inferiore del processo spinoso della prima vertebra lombare. Per localizzarlo far riferimento all'immagine sovrastante.

Funzioni e impieghi frequenti
Regolarizza la digestione.

Vescica 52
Situato 3 cun a lato di Du 4, all'altezza del bordo inferiore del processo spinoso della seconda vertebra lombare.

Funzioni e impieghi frequenti
Rafforza i reni.

Vescica 53
Situato 3 cun a lato della linea mediana, all'altezza del secondo foro sacrale posteriore

Funzioni e impieghi frequenti

Vescica 53 rafforza la base della schiena, allevia il dolore alla schiena e regolarizza l'urinazione. Può essere usato per agire sulle difficoltà urinarie, così come sull'incapacità di urinare.

Vescica 54

Laterale allo iato dell'osso sacro, o coccige, 3 cun a lato di Du 2. Questo punto si trova sulla base della schiena, per localizzarlo fare riferimento alle immagini più grandi del meridiano della Vescica. Il meridiano della Vescica si divide e una linea prosegue lungo il retro della gamba.

Funzioni e impieghi frequenti

Rafforza la base della schiena per alleviarne il dolore.

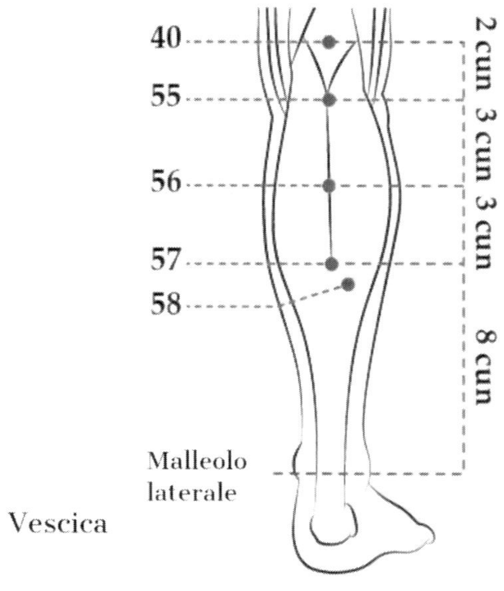

Vescica 55

Situato 2 cun sotto Vescica 40, dietro il ginocchio.

Funzioni e impieghi frequenti

Allevia il dolore alla base della schiena.

Vescica 56
Situato a metà strada tra Vescica 55 e 57, nel centro del muscolo gastrocnemio.

Funzioni e impieghi frequenti
Vescica 56 agisce sul dolore al meridiano della Vescica per alleviare il dolore alla schiena. Agisce anche sul dolore al piede e al tallone.

Vescica 57
Situato direttamente sotto il muscolo gastrocnemio, sulla linea che unisce Vescica 40 e il tendine calcaneare, che è il tendine del tallone, circa 8 cun sotto Vescica 40.

Funzioni e impieghi frequenti
Vescica 57 allevia il dolore alla base della schiena, al tallone e al polpaccio. Agisce anche sulle emorroidi.

Vescica 58
Situato 7 cun direttamente sopra Vescica 60, sul bordo posteriore della fibula, 1 cun sotto e a lato di Vescica 57.

Funzioni e impieghi frequenti
Allevia il dolore alla caviglia e le emorroidi

Vescica 59
Situato 3 cun direttamente sopra Vescica 60.

Funzioni e impieghi frequenti
Allevia il dolore alla base della schiena, alla caviglia e alla gamba. Allevia il dolore alla schiena che implica l'incapacità di alzarsi dopo essersi seduti.

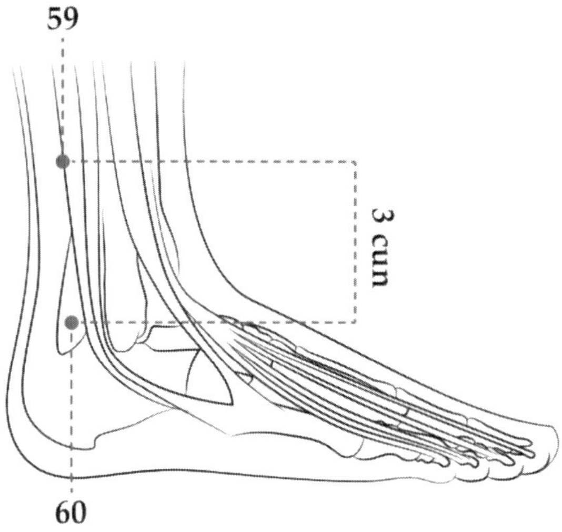

Vescica

Vescica 60
Nella depressione fra il malleolo laterale e il tendine calcaneare. In altre parole, situato tra l'osso della caviglia sul suo lato esterno e il tendine nel retro del tallone.

Funzioni e impieghi frequenti

- Convulsioni infantili
- Crisi epilettiche
- Dolore al collo
- Dolore al tallone
- Dolore alla base della schiena
- Dolore alla caviglia
- Dolore all'osso sacro
- Dolore nella palma del piede
- Importante, improvviso dolore alla schiena che rende difficile camminare
- Induce il parto, non dovrebbe essere usato durante la gravidanza
- Mal di testa sul retro del capo, mal di testa occipitali
- Paralisi alla parte inferiore delle gambe

- Regolarizza il meridiano della Vescica per alleviare il dolore sul meridiano
- Rilassa i tendini
- Sciatalgia
- Vertigini

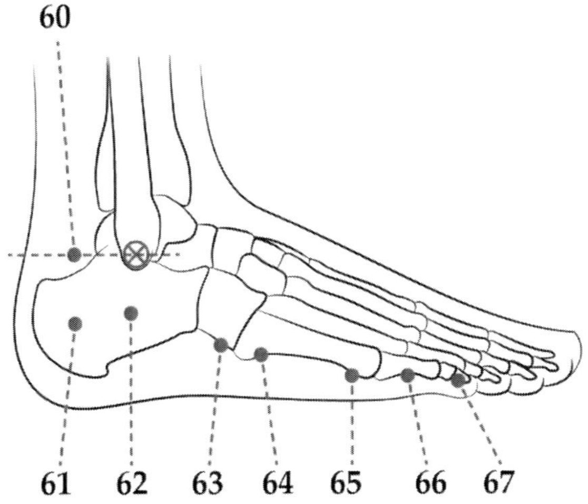

Vescica

Vescica 61
Situato direttamente sotto Vescica 60, nella depressione dell'osso del tallone al congiungimento della pelle rossa e bianca.

Funzioni e impieghi frequenti
Allevia il dolore alla base della schiena, l'atrofia del piede, il dolore al tallone e il piede cadente.

Vescica 62
Nella depressione direttamente sotto il malleolo laterale.

Funzioni e impieghi frequenti
Calma la mente, agisce sul dolore alla base della schiena e rilassa i tendini per alleviare il dolore. Agisce sull'emiplegia,

sull'irrigidimento del collo, sull'epilessia e sul dolore alla caviglia.

Vescica 63
Anteriore e inferiore a Vescica 62, nella depressione laterale dell'osso cuboide.

Funzioni e impieghi frequenti
Allevia dolori acuti alla schiena. Agisce sulle convulsioni o sull'epilessia infantile.

Vescica 64
Sotto la tuberosità del quinto osso metatarsale, alla congiunzione della pelle rossa e bianca.

Funzioni e impieghi frequenti
Calma la mente, allevia il dolore e l'irrigidimento del collo, il dolore alla base della schiena.

Vescica 65
Dietro alla testa del quinto osso metatarsale, alla congiunzione della pelle rossa e bianca.

Funzioni e impieghi frequenti
Allevia il dolore alla base della schiena, il mal di testa, la rigidità del collo e la vista offuscata.

Vescica 66
Nella depressione anteriore alla giuntura metatarso-falangea. In altre parole, localizzato dove le ossa delle dita del piede si connettono con le ossa del piede.

Funzioni e impieghi frequenti
Calma la mente, allevia il dolore e l'irrigidimento del collo.

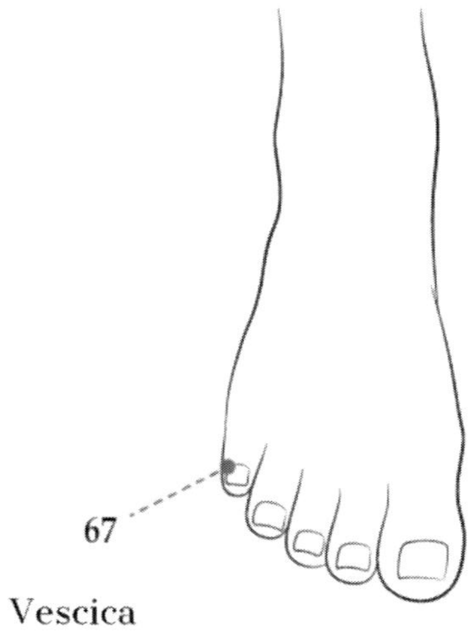

Vescica 67
Sulla parte laterale del dito più piccolo del piede, approssimativamente a 1 cun dall'angolo dell'unghia.

Funzioni e impieghi frequenti
Gira il feto e accelera il parto. Questo punto è molto famoso perché gira un bambino in posizione podalica. È generalmente trattato con la moxibustione. Questo processo è prodotto bruciando l'artemisia (Artemisia Vulgaris) sulla pelle. Vescica 67 è citata come trattamento per il mal di testa e la congestione sinusale, ma è molto popolare per girare i bambini in posizione podalica.

Punti extra

An Mian	Sonno pacifico
Ba Feng	Otto venti
Ba Xie	Otto fattori patogeni
Bi Tong	Passaggio del naso
Dan Nang Xue	Punto della cistifellea
Ding Chuan	Blocca l'asma
Er Bai	Due bianchi
He Ding	Testa della gru
Hua Tuo Jia Ji	Punti di Hua Tuo che riempiono la schiena
Jia Bi	Punto del naso
Jia Cheng Jiang	Adiacente al contenitore della saliva
Jian Qian	Davanti alla spalla
Lan Wei Xue	Punto dell'appendice
Luo Zhen	Punto del torcicollo
Shi Xuan	Dieci dichiarazioni
Si Shen Cong	Allerta delle quattro menti
Tai Yang	Yang maggiore
Ti Tuo	Solleva e sostiene
Xi Yan	Occhi del ginocchio
Yao Tong Xue	Punti del dolore lombo-dorsale
Yao Yan	Occhi lombo-dorsali
Yin Tang	Sala del sigillo
Yu Yao	Spina del pesce
Zi Gong	Punto dell'utero anche chiamato Palazzo del bambino

Questi punti sono citati prima in cinese, perché non posseggono numeri comunemente usati. Nella maggior parte dei casi, la traduzione italiana è situata prima sull'immagine, ma molti agopuntori chiamano quei numeri con loro nome cinese. Questi punti sono chiamati punti extra perché, in molti casi, non sono localizzati su un meridiano.

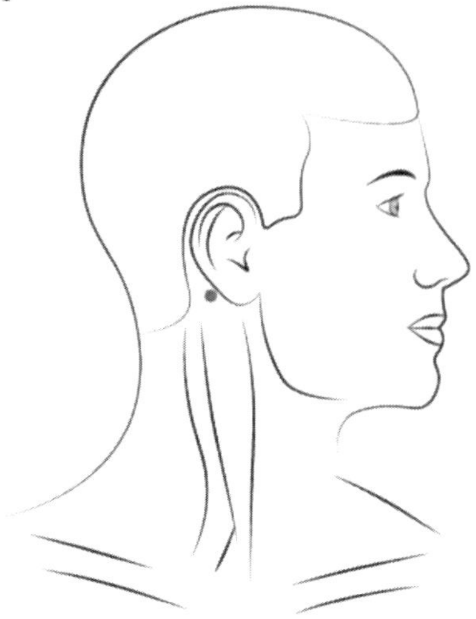

An Mian – Sonno pacifico
Nel punto centrale fra Cistifellea 20 e Triplice riscaldatore 17.

Funzioni e impieghi frequenti
Calma lo spirito. È usato per agire sull'insonnia.

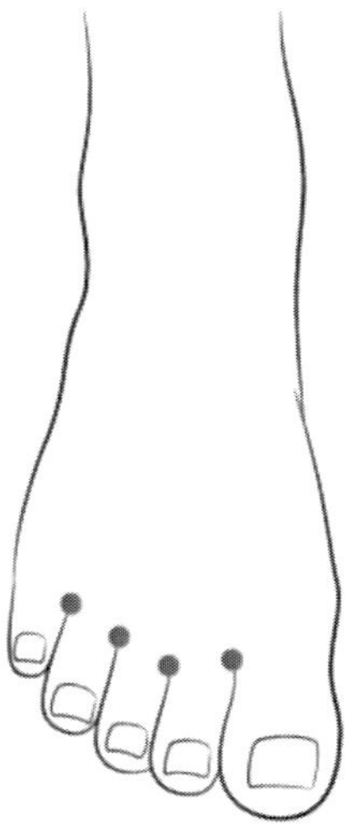

Ba Feng – Otto venti
Sul dorso del piede, tra le dita, al margine delle dita del piede. Ci sono otto punti in totale.

Funzioni e impieghi frequenti
Allevia il dolore al piede e il mal di testa. I punti Ba Feng sono eccellenti per trattare la neuropatia diabetica. Essi lavorano per ripristinare la normale circolazione nel piede.

Note cliniche
I punti Ba Feng sono molto efficaci per ripristinare la normale circolazione nei piedi. Li uso per la neuropatia diabetica o per ogni tipo di problema nervoso nei piedi. Sono molto efficaci per il torpore al piede. In un primo momento i pazienti non fanno caso a questi punti, fino a quando i nervi si svegliano e ricominciano a funzionare, a quel punto possono essere sensibili e dolorosi. Quando iniziano a dolere, è il momento in cui ci si accorge che i nervi stanno lavorando meglio e che non bisogna più trattare questi punti con frequenza.

Prenderei in considerazione Ba Feng anche per agire sui problemi alla gamba dopo un infarto. Trattare le punte dei piedi è molto efficace per ripristinare il normale funzionamento del nervo. L'agopuntura è preferibile, ma ogni tipo di digitopressione aiuterà, usando un massaggiatore in quest'area o semplicemente massaggiando i punti con l'aiuto delle dita delle mani.

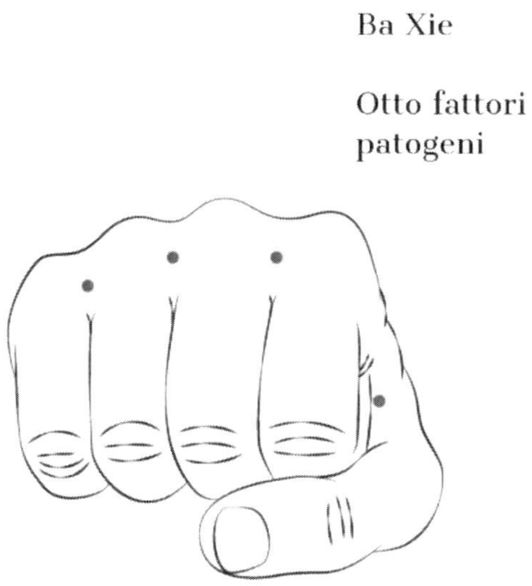

Ba Xie – Otto fattori patogeni
Sul dorso della mano, alla giuntura della pelle bianca e rossa, al margine delle dita. Sono otto punti in totale.

Funzioni e impieghi frequenti
Questi punti alleviano il torpore, l'irrigidimento e il dolore alle dita e alla mano.

Note cliniche
Sono molto efficaci per migliorare il flusso sanguigno nella mano e agiscono su tutti i tipi di problemi alla mano. Possono anche essere usati per trattare i problemi nervosi. Stimolando i nervi, ne regolarizzano il funzionamento. Quando i nervi sono

danneggiati, hanno la tendenza a incepparsi. Dolori lancinanti e la perdita di controllo della mano possono essere causati da nervi danneggiati. Quando le mani sono intorpidite, c'è una mancanza di circolazione. Stimolare questi punti incoraggia un ripristino del loro funzionamento. Questi punti corrispondono al Ba Feng, situato tra le dita dei piedi. Sono entrambi utili per le patologie dei nervi.

Bi Tong

Passaggio del naso

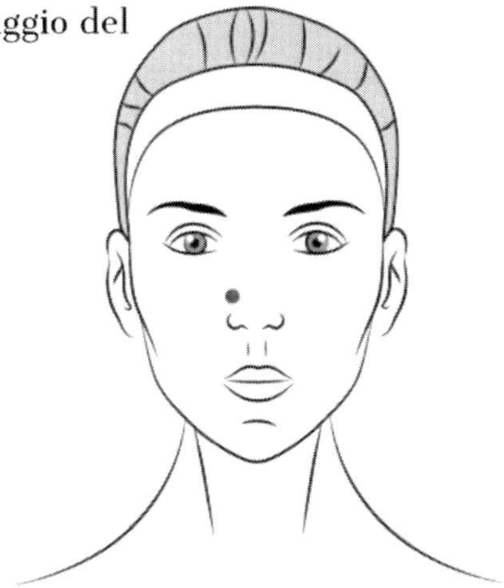

Bi Tong – Passaggio del naso
Nel punto più alto del solco nasolabiale.

Funzioni e impieghi frequenti
Giova al naso. Usato per le congestioni e secrezioni sinusali, i polipi nasali e le reazioni allergiche. Questo punto stimola la salutare circolazione nel naso, in modo tale da alleviare i mal di capo dovuti a sinusite.

Dan Nang Xue – Punto della cistifellea
La zona morbida 1-2 cun sotto Cistifellea 34, solo sulla gamba destra. Occorre trovare il punto più morbido. Cistifellea 34 è

situata 1 cun sotto e davanti la testa della fibula, vicino al ginocchio.

Funzioni e impieghi frequenti

Disperde il caldo umido nella Cistifellea, il che agisce sui calcoli biliari, sui disturbi del condotto della bile e sul dolore al costato. "Caldo umido" può essere tradotto come infiammazione.

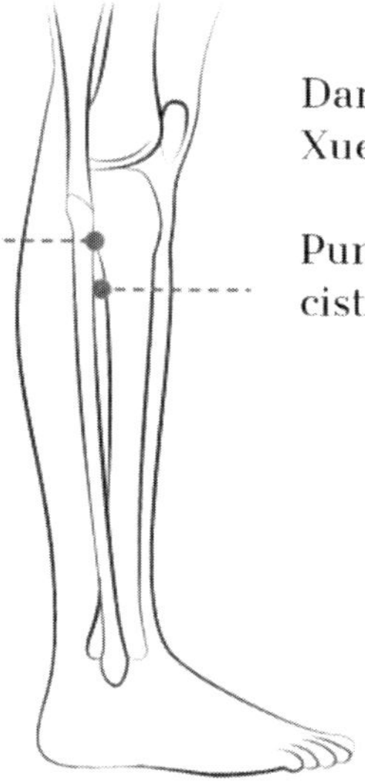

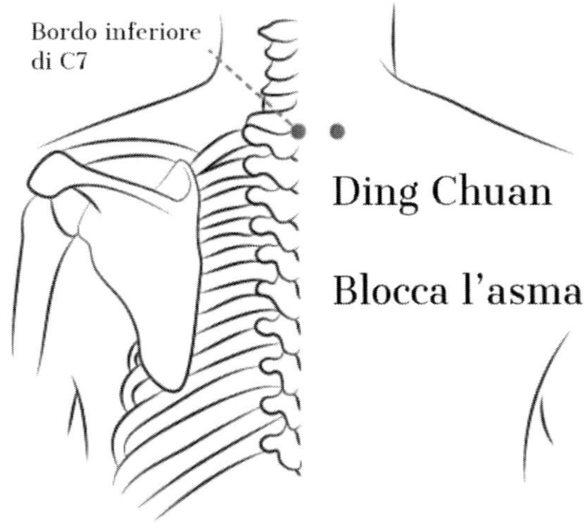

Ding Chuan – Blocca l'asma
Situato 5 cun a lato di Du 14, ovvero all'altezza della settima vertebra cervicale.

Funzioni e impieghi frequenti
Calma le difficoltà respiratorie, allevia l'affanno e l'asma, ferma la tosse.

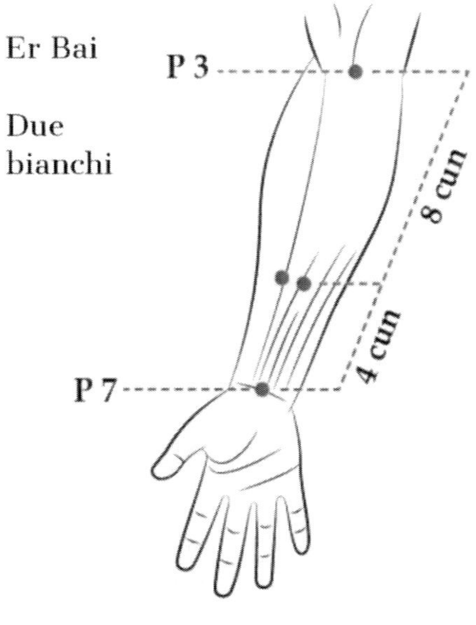

Er Bai – Due bianchi
Situati su entrambi i lati del tendine flessore radiale del carpo, 4 cun dalla piega del polso.

Agisce sulle emorroidi e sul prolasso rettale.

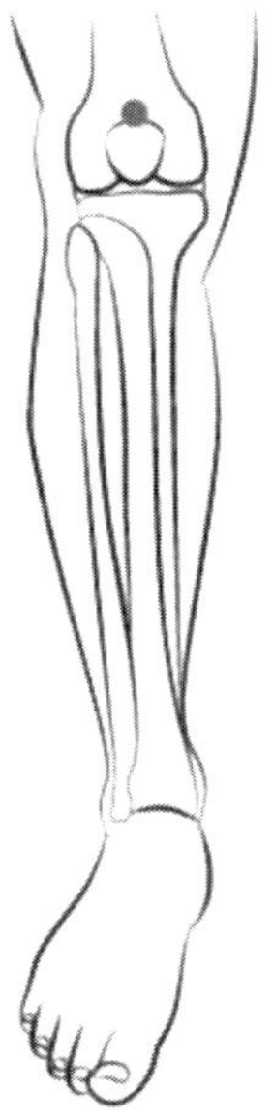

He Ding – Testa della gru
Nella depressione del punto mediano del bordo superiore della rotula.

Funzioni e impieghi frequenti
Migliora il flusso sanguigno nel ginocchio. Questo punto è combinato con altri punti quali Stomaco 36, Stomaco 35, Milza 9 e Milza 10 per alleviare il dolore al ginocchio.

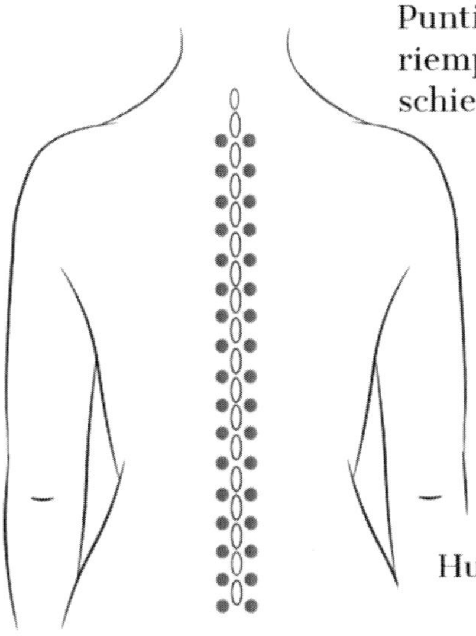

Hua Tuo Jia Ji – Punti di Hua Tuo che riempiono la schiena

Un gruppo di 34 punti su entrambi i lati della colonna vertebrale, situati 5 cun a lato del bordo inferiore di ogni processo spinoso. I punti vanno dalla prima vertebra toracica alla quinta vertebra lombare. Questi punti sono comunemente chiamati punti Jiaji.

Funzioni e impieghi frequenti

Questi punti possono essere usati per regolarizzare i nervi spinali. Sono i più comunemente usati per alleviare il mal di schiena. Stimolano con forza il funzionamento nervoso nella colonna vertebrale per alleviare il dolore e per ripristinarne il normale funzionamento.

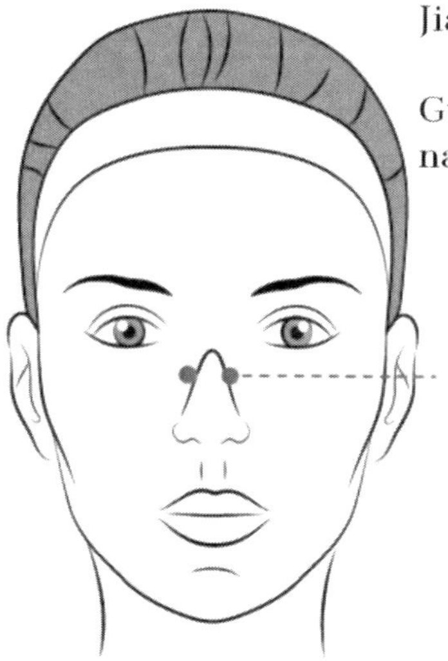

Jia Bi – Guancia e naso
Jia Bi è situato sull'osso del naso, sopra Bi Tong.

Funzioni e impieghi frequenti
Questo punto è molto efficace per aprire le cavità nasali. Questo punto è un esempio della ricchezza della medicina cinese. Esistono così tanti punti che se ne possono sempre imparare di nuovi. Stavo cercando online un'immagine del punto Bi Tong ed ho trovato un'immagine che rappresentava Bi Tong, ma anche un punto chiamato Jia Bi. Non avevo mai visto questo punto in un libro di localizzazione dei punti.

Ho premuto su questo punto e ho scoperto che aveva aperto il mio naso in pochi secondi. La cosa più facile da fare è premere entrambi i lati del naso proprio sull'estremità dell'osso del naso. Sembrerà di tenersi il naso, ma le dita si trovano più in alto.

La digitopressione è molto efficace su questo punto. Infatti, consiglierei la digitopressione rispetto all'agopuntura per questo punto. Si può premere dolcemente sulla cartilagine del naso in quest'area. Questo punto può essere usato anche per le ostruzioni sinusali. I problemi sinusali causano spesso dolore ovunque sul volto, nonché mal di testa. Se si sente dolore al volto o alla mascella, è buona cosa considerare questi punti per ripristinare la circolazione nel naso.

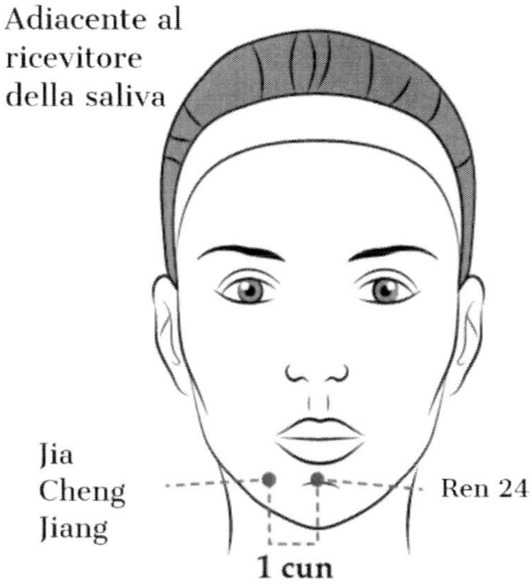

Jia Cheng Jian – Adiacente al ricevitore della saliva
Situato 1 cun a lato Ren 24.

Funzioni e impieghi frequenti
Questo punto può essere usato per agire sulla deviazione della bocca e dell'occhio. È anche benefico per la paralisi facciale e la nevralgia del trigemino.

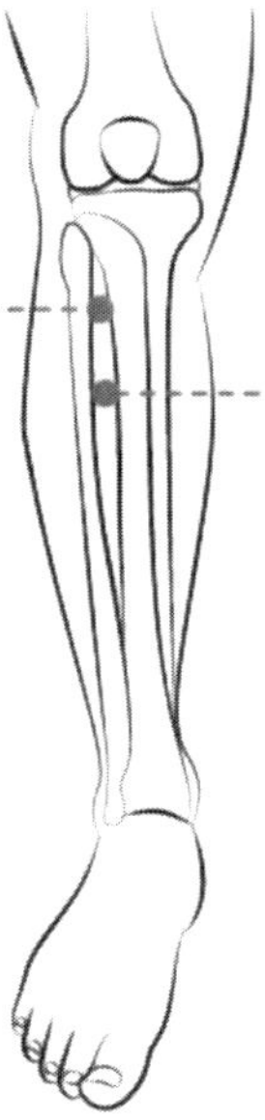

Lan Wei Xue – Punto dell'appendice
La zona morbida a circa 2 cun sotto Stomaco 36, unicamente sulla gamba destra. Quando premuto il punto sarà tenero, in quanto è il punto più morbido che deve essere trovato per effettuare il trattamento.

Funzioni e impieghi frequenti
Disperdere il veleno di fuoco dall'intestino crasso, agisce sull'appendicite cronica, sul piede cadente e sulla paralisi alla gamba. Il veleno di fuoco può essere descritto come un'intensa infiammazione. Questo punto tratta in maniera specifica le appendiciti, così come migliora in maniera decisa la circolazione nella gamba e nel piede per agire sui problemi del piede e della gamba.

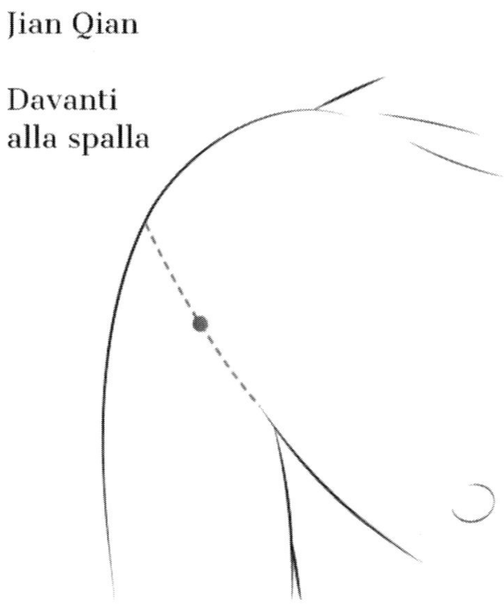

Jian Qian – Davanti alla spalla
Situato nella parte frontale della giuntura della spalla, a metà strada tra Intestino crasso 15 e la piega ascellare.

Funzioni e impieghi frequenti
Questo punto allevia il dolore e l'immobilizzazione della giuntura della spalla.

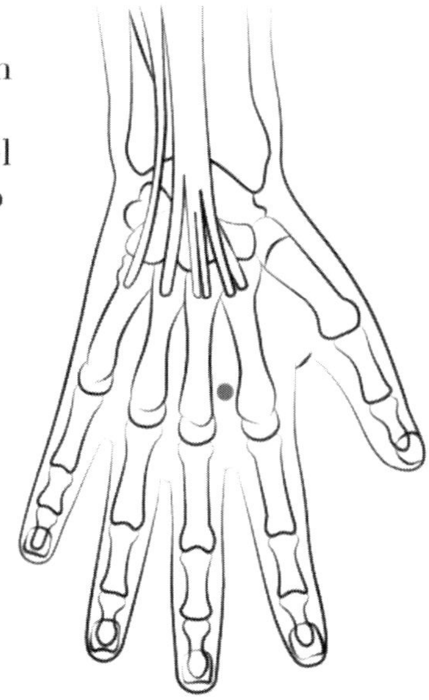

Luo Zhen – Punto del torcicollo
Situato sul dorso della mano, nella depressione tra il secondo e il terzo osso della mano.

Funzioni e impieghi frequenti
Allevia l’irrigidimento e il dolore al collo, l'incapacità di girare la testa di lato e il mal di testa.

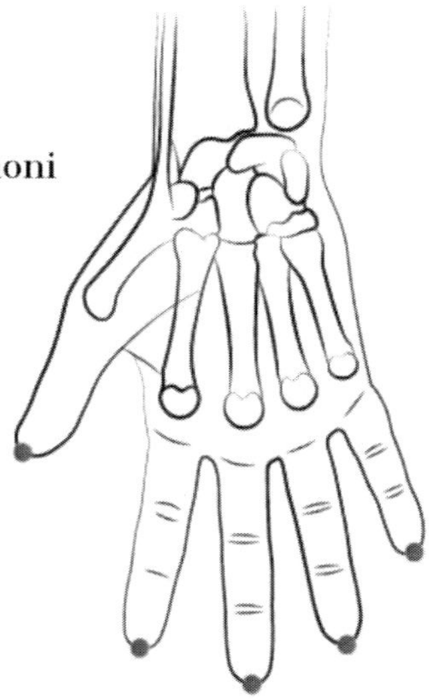

Shi Xuan – Dieci dichiarazioni
Sulla punta delle 10 dita, a circa 1 cun dalle unghie.

Funzioni e impieghi frequenti
Fa riprendere i sensi e prosciuga il caldo. Usato per la ripresa dalla perdita di sensi e dall'ictus.

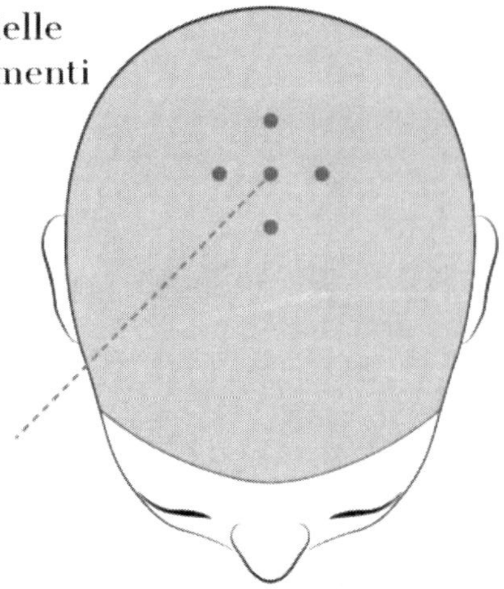

Si Shen Cong – Allerta delle quattro menti
Un gruppo di quattro punti al vertice della testa, ogni punto è situato a 1 cun di distanza da Du 20.

Funzioni e impieghi frequenti
Questi punti calmano lo spirito e giovano agli occhi e alle orecchie. Essi possono essere usati per stimolare il cervello in modo tale da migliorare la memoria, d'agire su insonnia, sui capogiri e sui problemi oculari.

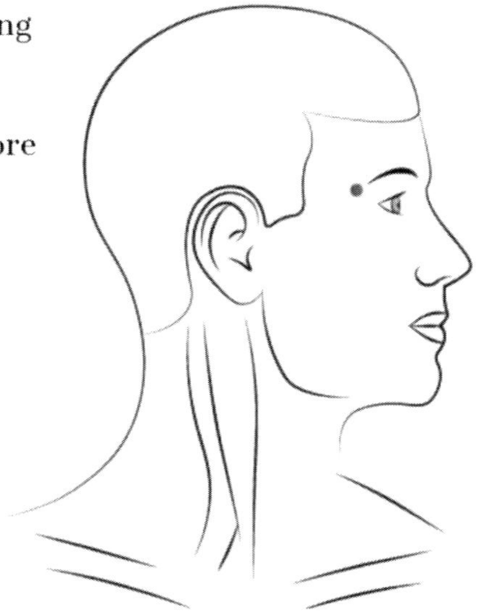

Tai Yang – Yang maggiore

Nella depressione posteriore di circa 1 cun al punto medio tra le estremità laterali del sopracciglio e il canto esterno dell'occhio.

Funzioni e impieghi frequenti

Riduce il gonfiore e allevia il dolore. Agisce sulla nevralgia del trigemino, sui disturbi degli occhi, sui problemi di vista, sul dolore agli occhi e sulla deviazione della bocca e dell'occhio.

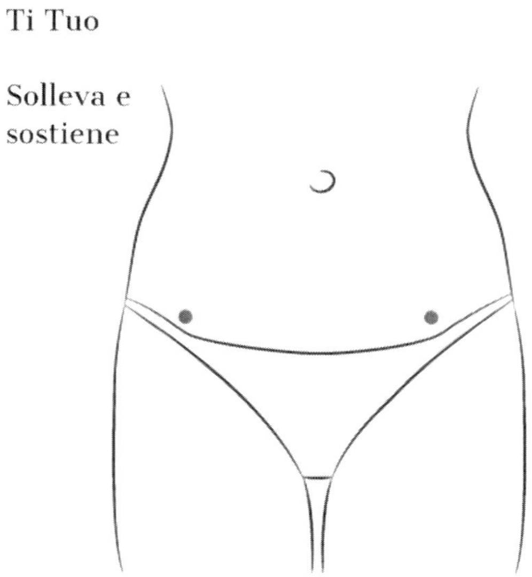

Ti Tuo – Solleva e sostiene
Situato 4 cun a lato della linea mediana, all'altezza di Ren 4, che si trova 3 cun sotto l'ombelico.

Funzioni e impieghi frequenti
Questo punto è usato per il prolasso dell'utero e per le mestruazioni dolorose. In molti casi l'erboristeria cinese è necessaria per rafforzare il corpo. Il prolasso è causato in molti casi dall'affaticamento. Dei tonici energetici a base di erbe sono somministrati per ripristinare i livelli di energia.

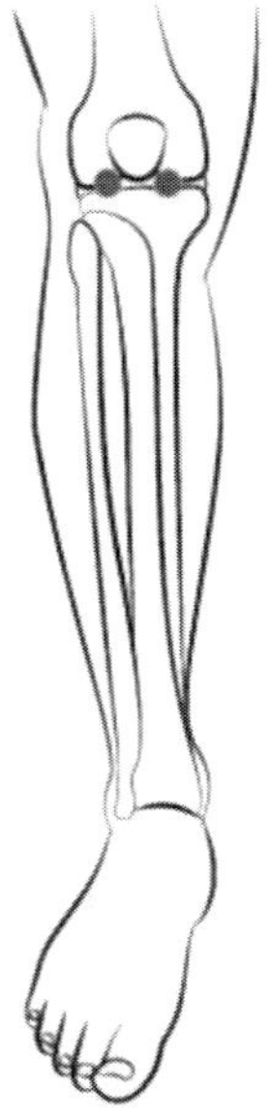

Xi Yan – Occhi del ginocchio
Due punti situati su entrambi i lati del legamento rotuleo. Situate negli occhi del ginocchio, che si trovano vicino alla rotula.

Funzioni e impieghi frequenti
Alleviano il dolore alla giuntura del ginocchio, la debolezza e la difficoltà nel movimento del ginocchio. Questi punti sono spesso combinati con altri punti che si trovano intorno al ginocchio come per esempio He Ding, Stomaco 34, Stomaco 36, Milza 9 e Milza 10.

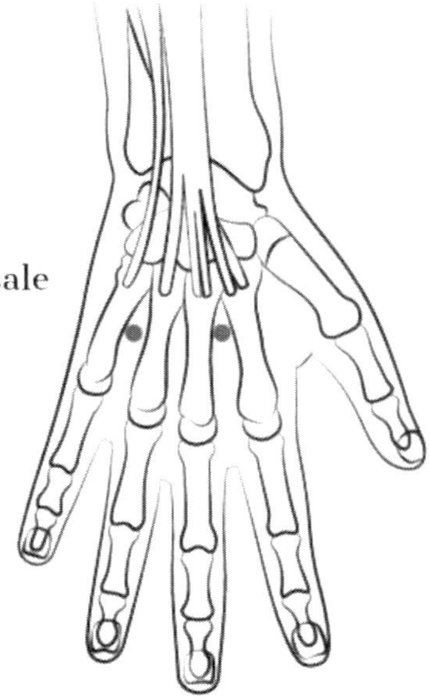

Yao Tong Xue – Punti del dolore lombo-dorsale
Sul dorso della mano, tra il primo e secondo osso e tra il quarto e il quinto. ci sono due punti su ogni mano.

Funzioni e impieghi frequenti
Usato per il dolore alla base della schiena.

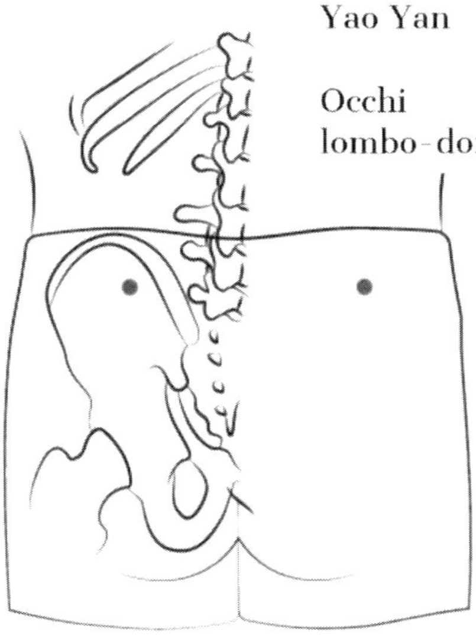

Yao Yan – Occhi lombo-dorsali
Nella depressione a 3,5 cun a lato del bordo inferiore della quarta vertebra lombare.

Funzioni e impieghi frequenti
Usato per alleviare il dolore alla base della schiena e per rafforzare i reni.

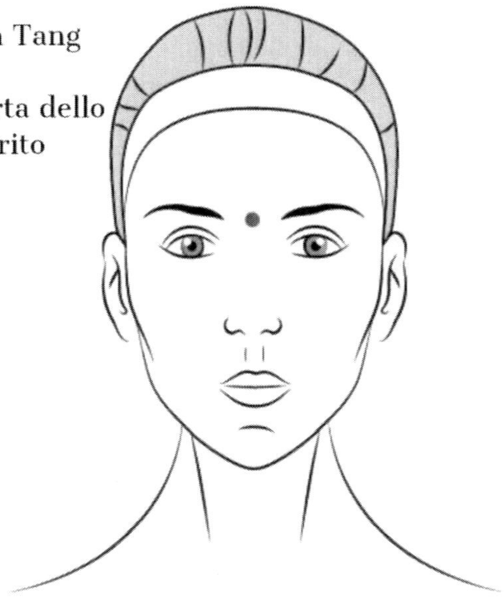

Yin Tang – Sala del sigillo, o Porta dello spirito
Nel punto medio tra le estremità mediali delle due sopracciglia.

Funzioni e impieghi frequenti
Calma la mente, giova al naso, agisce sull'insonnia e sulla congestione nasale. Questo punto è molto efficace per l'insonnia ed è molto calmante.

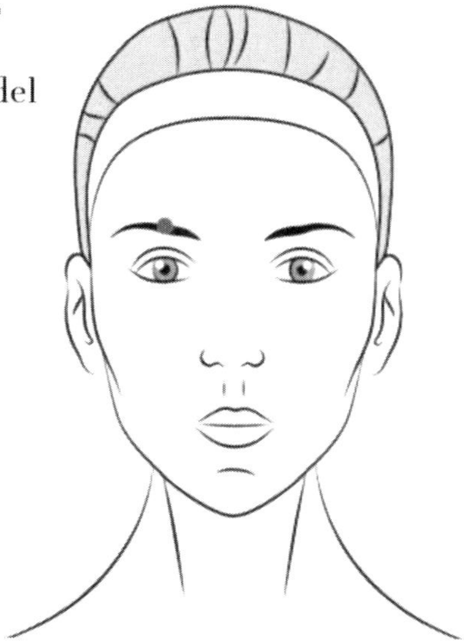

Yu Yao – Spina del pesce
Nel punto medio del sopracciglio.

Funzioni e impieghi frequenti
Giova agli occhi. Può essere usato per alleviare il dolore all'occhio e la caduta delle palpebre. L'agopuntura è molto efficace per rilassare i muscoli tesi sul volto che provocano rughe.

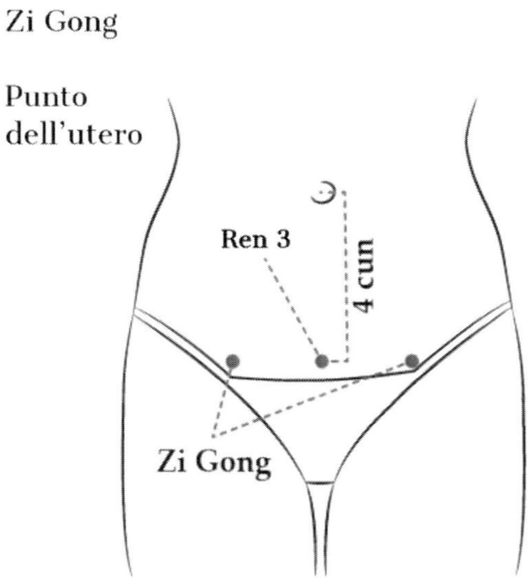

Zi Gong – Punto dell'utero o Palazzo del bambino
Situato 3 cun a lato di Ren 3, 4 cun sotto l'ombelico e 1 cun sopra l'osso pubico.

Funzioni e impieghi frequenti
Zi Gong re. Agisce sul prolasso dell'utero, sull'infertilità e sul sanguinamento uterino anomalo. Questo punto è usato soprattutto per l'infertilità. Migliora il flusso sanguigno nel bacino e, in alcuni casi, ha dimostrato di poter sbloccare le tube di Falloppio.

In che modo l'agopuntura migliora la fertilità

- Ripristina il flusso sanguigno nel bacino
- Migliora i reni. Si tratta del modo in cui la medicina cinese tratta gli squilibri ormonali
- Regolarizza il fegato, il che regolarizza gli ormoni
- Ripristina lo stato di salute ideale, cosa necessaria per una fertilità sana

L'agopuntura e la medicina cinese a base di erbe dovrebbero essere somministrate sia agli uomini che alle donne. L'agopuntura ripristina la salute, non tratta l'infertilità come un'entità separata. Ripristina la salute, in modo tale che il corpo possa funzionare normalmente. Gli schemi frequenti che sono stati osservati in pazienti affetti da infertilità sono:

- Stagnazione del Qi del fegato
- Insufficienze del rene
- Stagnazione del sangue

Oltre a migliorare le possibilità di concepire, l'agopuntura può anche essere usata per migliorare la salute della madre durante la gravidanza. Se la madre si sottopone ad agopuntura durante la gravidanza, il bambino è spesso molto calmo. L'agopuntura tratta e calma il bambino, così come tratta la madre. Questi bambini sono chiamati *bambini di agopuntura*. È un fenomeno ben conosciuto il fatto che i *bambini di agopuntura* sono molto calmi e piangono meno degli altri bambini.

Fonti

Ho usato diverse fonti per le immagini in questo libro. Ho consultato molti manuali e ho scelto le localizzazioni e le funzioni più frequentemente impiegate di ogni punto. Laddove esista, è stato indicato il titolo dell'edizione italiana

Manuale di Agopuntura di Peter Deadman, Mazin Al-Khafaji e Kevin Baker. Si tratta del libro che gli studenti di agopuntura usano a lezione per imparare la localizzazione dei punti.

Acupuncture Points Images and Functions, di Arnie Lade. Questo libro non presenta tutti i punti e non ha immagini dei punti. È un buon riferimento per una lettura ad ampio spettro delle funzioni dei punti.

Acupuncture A Comprehensive Text, Shanghai College of Traditional Medicine, di John O'Connor e Dan Bensky. Molti agopuntori lo chiamano semplicemente il "Shangai Book". È un libro di riferimento per molti studenti di agopuntura.

I fondamenti della medicina cinese di Giovanni Maciocia. Questo è il manuale del primo anno di studi in agopuntura. Spiega la diagnostica e la teoria della medicina cinese

The Practice of Chinese Medicine di Giovanni Maciocia. Questo è il libro del secondo anno di studi in agopuntura. Decine di patologie sono spiegate secondo i termini della medicina cinese. Spiega come diagnosticare e trattare le patologie, quali punti di agopuntura usare e quali formule di erboristeria utilizzare

Glossario

A proposito dell'autore

Deborah Bleecker è un'agopuntrice autorizzata e ha un Master in Scienze in Medicina Orientale. Un titolo in Medicina Orientale comporta la conoscenza dell'agopuntura e dell'erboristeria medica cinese e le loro combinazioni. Si tratta di un sistema medico completo che è stato usato per migliaia di anni.

Ha avuto un infortunio sul lavoro nel 1994 e ha vissuto con un dolore cronico fino a quando ha deciso di cercare da sola le risposte ai suoi problemi di salute. I medici le avevano detto che il suo dolore era incurabile, ma è stata in grado di rimettersi con l'aiuto dell'agopuntura e dell'erboristeria cinese.

Può essere contattata al seguente indirizzo mail:
deborahbleecker@gmail.com.

Made in United States
North Haven, CT
05 November 2026

21771708R10150